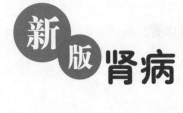

新版 肾病

疗法与有效食疗

膳书堂文化◎编

U0221993

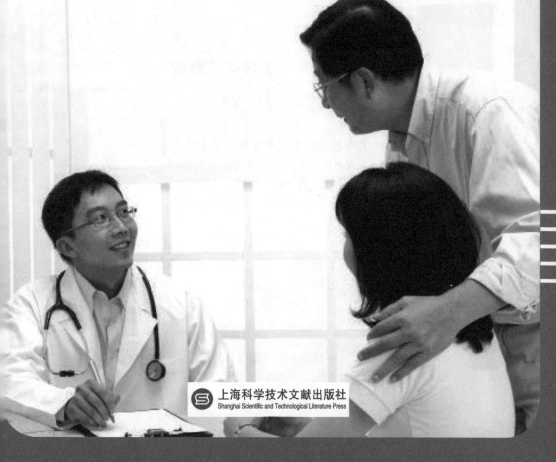

上海科学技术文献出版社

Shanghai Scientific and Technological Literature Press

图书在版编目（CIP）数据

新版肾病疗法与有效食疗／膳书堂文化编. —上海：
上海科学技术文献出版社，2017（2023.4 重印）
（健康医疗馆）
ISBN 978-7-5439-7439-5

Ⅰ.①新…　Ⅱ.①膳…　Ⅲ.①肾疾病—治疗②肾疾病
—食物疗法　Ⅳ.①R692.05②R247.1

中国版本图书馆 CIP 数据核字（2017）第 125990 号

责任编辑：张　树　李　莺
助理编辑：杨怡君

新版肾病疗法与有效食疗

膳书堂文化　编

*

上海科学技术文献出版社出版发行
（上海市长乐路 746 号 邮政编码 200040）
全 国 新 华 书 店 经 销
三河市元兴印务有限公司印刷

*

开本 700×1000　1/16　印张 9　字数 180 000
2017 年 7 月第 1 版　2023 年 4 月第 2 次印刷
ISBN 978-7-5439-7439-5

定价：38.00 元

http://www.sstlp.com

肾脏作为人体的重要器官，其主要通过肾小球的过滤，肾小管的重吸收及分泌功能，排出体内多余的水分，调节酸碱平衡，维持人体内环境的稳定。如若肾脏患病，对人体健康的危害将非常严重。传统中医理论将肾称为"生命之源"，认为肾气的盛衰直接关系到人的生长发育，乃至衰老的全过程，也关系着人的生殖能力。如果人是一棵大树的话，肾就像大树的根，根部一旦患病，萎缩，那整个大树也将消亡。所以，一旦肾脏出现病变，将严重危害人们的身体健康。不仅如此，其对患者心理上的打击也是十分沉重的。一些肾病患者往往因罹患此病而变得抑郁消沉、精神萎靡，失去了积极生活的勇气。

俗话说"病来如山倒，病去如抽丝"，患者需要明白与病魔作斗争是一个长期的过程，一定要有坚定的信心、顽强的意志，然后再接受系统的专业治疗，进行科学调养。唯有通过坚持不懈地治疗，才能控制疾病，最终恢复健康。

为了帮助广大肾病患者早日摆脱病魔的困扰，再次充满活力地投身于工作和生活中，我们精心搜集了各方面的医学资料编撰了此书。该书系统全面地介绍了有关肾病的常识、肾病对健康的威胁等知识，重点介绍了适合肾病患者自我调养和自我治疗的简便方法，这其中包括饮食疗法、运动疗法、按摩疗法、针刺疗法、外敷疗法、灌肠疗法、药捻疗法、药浴疗法。本书内容通俗易懂，具有很强的科学性、实用性和可读性，是一本治疗、预防肾病的理想科普通俗读物，对肾病患者将大有裨益。

唯愿通过编者的努力能够为您的康复带去一缕希望之光，助您早日登上健康的彼岸。

　　需要指出的是：本书所介绍的治病方例和方法只能作为医学科普知识供读者参考使用，尤其是一些药物剂量不具有普遍适应性。因此，建议读者在考虑应用时要先征询专业医生的意见，然后再进行施治，以免发生危险。

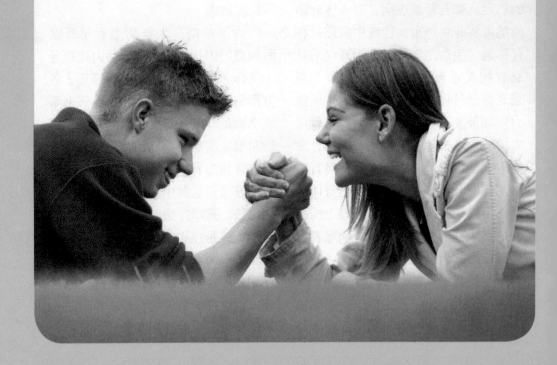

目 录
Contents

上篇　疾病常识与预防　1

肾病作为一种对人体危害极大的顽固性疾病，时刻困扰患者，作为一名患者应多了解这方面的知识，以达到控制医治疾病的目的。

中篇 肾病与饮食健康 85

饮食不仅可供给人体必须的营养物质，满足人体生长、发育的需求。对于患病的机体，适当的饮食还具有治病祛疾的作用。实践证明，健康的饮食对肾病有着举足轻重的作用。

Part 3 下篇　肾病的物理疗法　97

相对于药物治疗，物理疗法更安全，且无毒不良反应，操作较为简便。现今，诸多的物理疗法也成为人们防病祛疾的重要手段。

P_{art} 1 上篇 疾病常识与预防

肾病作为一种对人体危害极大的顽固性疾病，时刻困扰患者，作为一名患者应多了解这方面的知识，以达到控制医治疾病的目的。

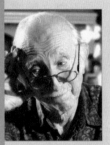 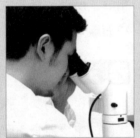 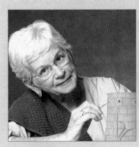 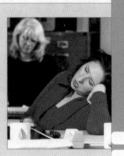

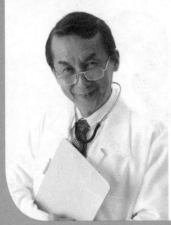 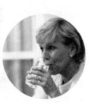 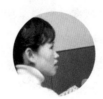

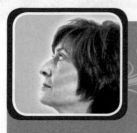

肾病常识

在本节中将详细介绍一些有关肾脏的常识，了解这些常识对于防治肾脏疾病大有裨益。

中医怎么认识肾脏功能

肾的一切生理功能，全赖于肾中精气，肾中精气具体的生理活动可表现为肾阴、肾阳、肾精、肾气的功能。凡以充填滋养为主者为肾精的功能；凡以推动、温煦作用为主者为肾气、肾阳的功能；凡以滋润作用为主者为肾阴的功能。可见，中医学中肾的功能范围十分广泛，与生殖、水液代谢、两便排泄、呼吸功能、血液生成、智力活动、骨骼发育、头发生长、情志活动、牙齿健固、唾液分泌等均密切相关。而且十分强调肾与其他脏腑的关系，如心肾相济、肝肾同源、脾肾互助、肺肾协调等等。此外，肾与命门十分密切，古有"右肾为命门"之说。

肾的主要功能，中医学概括为以下几方面：

1 藏 精

肾中所藏精气，是人体生长发育的物质基础，包含有先天之精和后天之精，先天之精禀受于父母，故称肾为先天之本。后天之精来源于后天所得，主要来源于脾胃运化水谷后而化生的水谷精气，以及其他脏腑化生的精气，所谓"肾者主水受五脏六腑之精而藏之。"

2 主 水

中医认为肺、脾、肾三脏是水液代谢的主要器官，而且与胃、三焦、

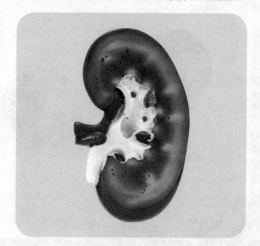

膀胱密不可分。正如《素问·经脉别论》所说："饮入于胃，游溢精气，上输于脾，脾气散精，上归于肺，通调水道，下输膀胱，水精四布，五经并行。"也就是说，水液的代谢是经过胃的摄入、脾的运化、肺的宣肃、肾的气化、三焦的转输、膀胱的气化贮存和排泄，经过尿液、汗液、粪便等排出体外。

③ 主 骨

肾促进机体生长发育的具体表现，就是肾有主骨生髓的生理功能，这也是它藏精的必要前提。肾精充足，则骨髓得充，骨得以养。脊髓上通于脑，脑为髓之海，脑的功能与肾精充沛与否有很大关系。齿为骨之余，肾精气充盛，则骨骼强健，齿亦健固。肾主藏精，精血同源，发为血之余，有赖于精血的濡养，肾中精气的盛衰亦可以从头发的状态反映出来。

④ 主 气

肾具有固摄、受纳的功能，与肺主出气相协调，共同维持机体呼吸功能与气体的正常交换。肾开窍于耳及前后两阴，在液为唾，在志为恐。古人"肾气通于耳，肾和则耳能闻五音矣。"我们大家都知道肾虚的人往往

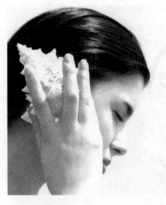

伴有耳鸣的现象，这同样说明肾中精气的盛衰与听力的灵敏与否有密切关系。尿液的排泄依赖膀胱，粪便的排泄依赖大肠，但均与肾的气化功能有关。前阴主排尿与生殖，后阴主排泄糟粕，故肾主两阴。

根据以上所述，中西医对肾的认识异同点就显而易见了。如在水液代谢、骨的发育、血的生成等方面认识是一致的。但根据中医对肾的认识，肾的许多功能是现代西医认为肾本身所不具备的，不能将两者看法等同起来。

应该怎样看待肾功能检查

肾功能检查的主要目的，是查明肾疾患的严重程度及预后情况。但是人体肾脏的功能是十分复杂而精细的，迄今肾功能的检查方法尚不完备。

3

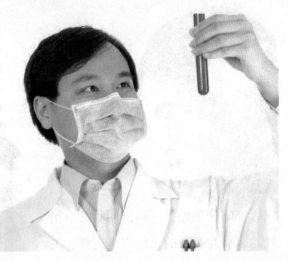

过率每分钟约 120 毫升；其滤过率受肾血浆流量、毛细血管内压、动脉血白蛋白浓度及滤过膜的通透系数的影响。当血压过低，肾血浆流量减少，血浆胶体渗透压增高，或通透系数下降时，肾小球滤过率显著降低或停止。

肾脏有很大的贮备力，正常人的一对肾约有 200 多万个肾单位，平时只有 40％ 的肾单位轮流工作，60％ 处于"预备役"状态。所以早期肾功能的改变往往无法准确测出。如一侧肾切除后，临床上某些肾功能检查仍可长期显示属于正常范围。只有当肾病变呈弥漫性或侵袭肾实质的 2/3 时，肾功能检查结果才有可能出现异常。对肾功能检查，应结合临床表现及肾组织病理学检查，综合判断肾病变程度，分析得出合理的肾功能情况。

肾小球滤过膜对大分子物质具有屏障作用，滤过膜的屏障由两部分组成：一是电荷屏障，肾小球滤过膜带负电荷，可以阻止带负电荷的白蛋白滤出；二是机械性屏障，与滤过膜上的孔径大小及构型有关。在某些病理状态下，滤过膜上的负电荷消失，使大量白蛋白经滤过膜滤出，从而形成病理性的蛋白尿。

肾脏怎样排泄代谢废物

肌酸、肌酐、尿素为主要含氮代谢产物，由肾小球滤过排泄，而尿酸、苯甲酸以及各种胺类等有机酸则经过肾小管排泄。主要通过肾小管上皮细胞向管腔内分泌的途径来排泄代谢废物，以肾小管近端排泄为主，除排泄有机酸外，还分泌排出许多进入体内的药物，如卡那霉素、头孢霉素等也从近端肾小管排出。

肾脏有自身调节功能，通过管球反馈、肾神经及血管活性物质等环节调节肾血浆流量，使肾小球滤过率恒定在某个范围内。肾小球滤

正常成年人血浆中尿酸的浓度为 188 ～ 488 微摩／升，其中大约 25％ 与血浆蛋白结合，大部分以游离的钠

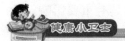

血 尿

血尿就是指尿液中出现红细胞。正常人尿液中无红细胞，或偶有微量红细胞（每高倍视野 0 ~ 2 个）。12 小时尿细胞（艾迪计数），红细胞小于 50 万个属于正常。

若尿沉渣镜检，每高倍视野红细胞大于 3 个；12 小时红细胞（艾迪计数）大于 50 万个，或 1 小时尿红细胞大于 6 万个，则为血尿。

盐的形式溶解在血浆中，它可以自由地滤过肾小球，但 98% ~ 99% 会被近端小管重新吸收。近端小管还能主动分泌尿酸，但大部分也在排泄过程中被重新吸收。通过重新吸收、分泌、重新吸收的循环过程，经尿排出的尿酸占肾小球滤过量的 6% ~ 10%，每日尿中所含的尿酸约 0.1 ~ 1.0 克。肌酸及肌酐也是可以通过肾小球滤过的小分子物质，滤过后在近端小管中可全部重新吸收，故正常成年人尿中没有肌酸排出。肌酐主要由肌酸通过脱水反应在肌肉中缓慢地形成，再释放到血液中，随尿液排出。因此，与肌酐排泄量密切相关的是体内肌肉的总量，而很少受饮食的影响。

尽管经尿液排泄的体内代谢废物种类很多，但临床上判断肾功能时，常以血清肌酐、血尿素氮及血尿酸的客观指标为标准来进行分析，其中最重要的是血肌酐的指标。

怎样理解肾脏调节电解质度的功能

钠、钾、氯等多种电解质离子的主要排泄场所就是肾脏。在体液中，钠离子是细胞外液中最主要的电解质，钾离子是细胞内液中最主要的电解质。钠、钾、氯的排泄直接关系到人体内这些离子的相对平衡，对保持正常体液的渗透压、体液量以及酸碱平衡都具有极为重要的意义。

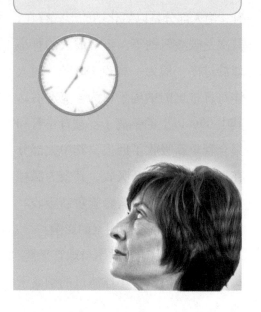

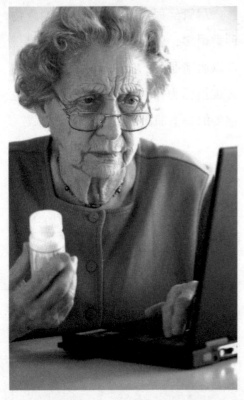

尿钠是通过肾脏的滤过和重新吸收作用而后排出体外的。正常成人血浆的钠离子浓度为 138 ～ 145 毫摩 / 升，绝大部分是以氯化钠的形式存在，其次是碳酸氢钠等。正常成人的肾小球滤过率一般为一昼夜 180 升，而人体每日排出的钠离子仅为 4 克左右，其中 99% 以上的钠离子都被肾小管和集合管重新吸收了回去，其中大部分在近曲小管中重新吸收，其余为髓袢升支、远曲小管和集合管重新吸收。钠的排泄受以下多种因素的影响：

第一，肾小球滤过率与球管平衡：每单位时间内从肾小球滤过的钠离子量，对尿钠的排出具有重要影响。近端小管重新吸收钠离子的量随肾小球滤过率的变化而变化。若无球管平衡，当增加 1% 滤过的钠离子时，终尿就会增加 2 倍以上的钠排出量。

第二，肾上腺皮质激素都有保钠作用，其中以醛固酮的作用为最强，如果出现醛固酮增多可导致水钠潴留。

第三，肾动脉压或肾静脉压增加可使钠的重新吸收减少。

正常人血清钾浓度为 3.5 ～ 5.5 毫摩 / 升，每日尿液的排钾量约 1.2 ～ 3.2 克，肾脏保留钾的能力不如钠。血清钾几乎全部可以从肾小球滤过，其中 98% 左右在近曲小管重新吸收，小部分在髓袢吸收。肾脏排泄钾的量主要取决于肾小管分泌钾的速率。影响肾脏排泄钾的因素主要有下列几个方面：

第一，钾平衡：正常人摄入钾盐增加时，尿钾排出也增加。

第二，远曲小管和集合管中钠离子的含量：每当远曲小管对钠的重新吸收增加时，钾的分泌量即增加。

第三，肾小管细胞内钾的浓度：当肾小管细胞内钾离子浓度增加时，远曲小管会减少对钾的重新吸收，尿钾的排出增加。反之，则尿钾排出减少。

第四，醛固酮的影响：当血清钾

离子浓度升高时，可促进肾上腺皮质激素分泌醛固酮，从而使钾排泄增加，使钾离子浓度恢复正常。这对维持正常血钾浓度具有十分重要的意义。

正常人血浆中氯离子的浓度为98～108毫摩／升，主要存在于细胞外液。细胞内液的氯离子浓度只有1毫摩／升，血液中的氯几乎都以氯化钠的形式存在。每日随尿排出的氯离子量为5～9克。肾小球滤过液中的氯离子，99％在肾小管中被重新吸收入血，其中70％左右在近曲小管重新吸收。由于钠在近端小管主动重新吸收，引起水被动重新吸收，使管腔中氯、钾离子等的浓度升高，通过扩散而被动重新吸收。因此，钠的主动重新吸收直接关系着氯、钾、钙等离子的重新吸收。未被重新吸收的氯大部分以氯化钠的形式随尿排出，部分以氯化铵的形式随尿排出。尿氯的排泄量，主要受摄入钠盐的影响，当然与肾小管液中的酸碱度也很有关系，肾小管分泌氢离子增加，远曲小管重新吸收氯离子减少，尿中排氯增加。

综上所述，肾脏通过对钠、钾、氯等电解质的排泄调节，保持体内钠、钾、氯离子的动态平衡，这对维持人体正常的生理功能具有积极的意义。

★ 健康小常识

可以快速强肾的七种食物

1. 鸽肉　白鸽的性欲和繁殖力极强，雌雄交配很频密，这是由于白鸽的性激素分泌特别旺盛的缘故，所以人们把白鸽作为扶助阳气的强身妙品，认为它具有补益肾气、强壮性机能的作用。

2. 狗肉　狗肉味甘、咸，性温，具有益脾和胃、滋补壮阳作用。

3. 韭菜　韭菜又叫起阳草、懒人菜、长生韭、扁菜等。具有滋补精血和壮阳固肾的功效。

4. 羊肾　羊肾又名羊腰子。含有丰富的蛋白质、脂肪、维生素、钙、铁、磷等。其味甘，性温。具有生精益血、壮阳补肾功效。适用于肾虚阳痿者食用。

5. 枸杞子　枸杞子味甘，性平，归肝、肾、肺经，有滋补肝肾、益精明目、和血润燥、泽肤悦颜，培元乌发等功效，是提高男女性功能的健康良药。

6. 松子　松子仁味甘，性微温，有强阳补骨、和血美肤、润肺止咳、滑肠通便等功效，是重要的壮阳食品。

7. 麻雀蛋　麻雀蛋味甘、咸，性温，具有滋补精血、壮阳固肾功效，可以有效地增强男女性功能。

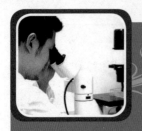

肾病综合征

肾病综合征是由多种病因引起的，以大量蛋白尿、水肿、低蛋白血症、高脂血症为临床特点的一组综合征。

什么是肾病综合征

肾病综合征是以大量蛋白尿（24小时尿蛋白超过3.5克）、高脂血症等并发症为特点的临床综合征。常见原因可由原发性肾小球病（如原发性肾小球炎、肾小球局灶性硬化症等）、继发性肾炎（如狼疮性肾病、糖尿病性肾病等）以及继发感染（如细菌、病毒等）、循环系统疾病、药物中毒

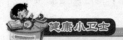

常见的肾病有哪些？

肾病包括原发性和继发性、肾小球疾病、肾小管疾病、肾间质及肾血管疾病。常见的肾脏疾病有急性肾炎、慢性肾炎、隐匿性肾炎、肾病综合征、IgA肾病、紫癜性肾炎、红斑狼疮性肾炎、糖尿病肾病、痛风性肾病、多囊肾、肾囊肿、肾结石、尿路感染、急性肾衰、慢性肾衰。

等引起。本病早期基膜病变较轻，随着病变逐渐进展，大量蛋白从尿中排出，是造成血浆蛋白降低的重要原因。血浆蛋白水平的降低，尤其白蛋白的明显降低，引起血浆胶体渗透压下降，促使血管中液体向血管外渗出，造成组织水肿及有效血容量下降。有关肾病产生高脂血症的机制尚不十分明确。尿中蛋白大量丢失时，由于肝脏合成白蛋白增加，合成脂蛋白同时也增加，成为高脂血症之因。此外，脂蛋白脂酶活力下降使脂质清除力降低，可能亦为部分原因。

肾病综合征的病因

引起肾病综合征的原因很多，概括起来可分为原发性和继发性两大类。

（1）原发性肾病综合征为原发性肾小球疾病所致，如微小病变性肾

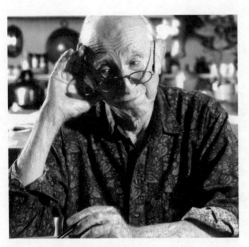

病、膜性肾病等等。

（2）继发性肾病综合征的病因有如下八类：

①系统性疾病：如系统性红斑狼疮、混合性结缔组织疾病、干燥综合征、类风湿性关节炎、多动脉炎。②代谢性疾病：糖尿病、肾淀粉样病变、多发性骨髓瘤、黏液水肿。③过敏性疾病：过敏性紫癜、药物（青霉胺、毒品海洛因、驱虫剂等）过敏、毒蛇咬伤、花粉和其他过敏原致敏。④感染性疾患：梅毒、疟疾、血吸虫病、亚急性心内膜炎等。⑤肾毒性物质：如汞（有机、无机）、铋、金、三甲双酮。⑥恶性肿瘤：如霍奇金病、淋巴性白血病、癌肿。⑦遗传性疾病：家族遗传性肾炎、先天性肾病综合征。⑧其他：妊娠毒血症、肾移植的慢性排斥、原发性恶性肾硬化、肾动脉狭窄等。

以上列举了众多引起肾病综合征的病因，但临床上常见的只是少数几种，其中以原发性肾病为主。在成人继发性肾病综合征约占20%，在儿童占4%左右。在继发性肾病综合征中，以系统性红斑狼疮、糖尿病肾病、肾淀粉样病变、过敏性紫癜为多见。

肾病综合征的并发症

1 感染

由于大量免疫球蛋白自尿中丢失，血浆蛋白降低，影响抗体形成。肾上腺皮质激素及细胞毒药物的应用，使患者全身抵抗力下降，极易发生感染，如皮肤感染、原发性腹膜炎、呼吸道感染、泌尿系感染，甚至诱发败血症。

2 冠心病

肾病综合征患者常有高脂血症及血液高凝状态，因此容易发生冠心病。有报告指出肾病综合征患者的心肌梗死发生率比正常人高8倍。冠心病已成为肾病综合征死亡原因的第三因素（仅次于感染和肾功能衰竭）。

3 血栓形成

肾病综合征患者容易发生血

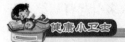

肾性水肿

水肿是液体在组织间隙中潴留所致，用指端加压，维持压力8秒钟，皮下水肿部位可出现凹陷。肾性水肿是全身性水肿的一种。它的临床特点是水肿多从眼睑、颜面开始而后遍及全身。在水肿的同时伴有肾病的临床症状，如高血压、蛋白尿、管型尿等。因为眼睑的组织结构疏松，皮肤伸展度大，容易容纳水肿液，肾性水肿因为不受重力的影响，所以往往先发于眼睑部。

栓，尤其是膜性肾病发生率可达25%～40%。形成血栓的原因有水肿、患者活动少、静脉淤滞、高血脂、血液浓缩使黏滞度增加、纤维蛋白原含量过高及Ⅴ、Ⅶ、Ⅷ因子增加和使用肾上腺皮质激素而血液易发生高凝状态等。

4 急性肾功能衰竭

肾病综合征患者因大量蛋白尿、低蛋白血症、高脂血症，体内常处在低血容量及高凝状态、呕吐、腹泻、使用抗高血压药及利尿剂大量利尿时，都可使肾脏血灌注量骤然减少，进而使肾小球滤过率降低，导致急性肾功能衰竭。此外，肾病综合征时肾间质水肿，蛋白浓缩形成管型堵塞肾小管等因素，也可诱发急性肾功能衰竭。

5 电解质及代谢紊乱

反复使用利尿剂或长期不合理地禁盐，都可使肾病综合征患者继发低钠血症；使用肾上腺皮质激素及大量利尿剂导致大量排尿，若不及时补钾，容易出现低钾血症。

肾病综合征为什么会并发高脂血症

血脂主要包括胆固醇、三酰甘

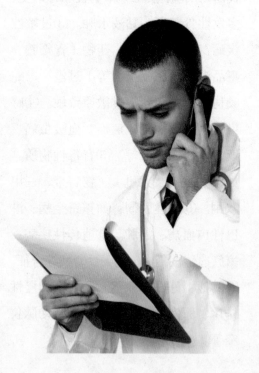

油和磷脂。血脂在血浆中与蛋白质结合，以脂蛋白的形式存在和转运。脂蛋白有五类，即乳糜微粒、极低密度脂蛋白、低密度脂蛋白、中密度脂蛋白、高密度脂蛋白。肾病综合征时发生高脂血症的机制尚不十分清楚，目前认为出现肾病综合征时，低蛋白血症所致的胶体渗透压降低及（或）尿内丢失一种调节因子而引起肝脏对胆固醇、三酰甘油及脂蛋白的合成增加。再者，肾病综合征时脂蛋白脂酶活性降低，致使脂类清除障碍。同时，在实验性肾病综合征发现溶血脂酰基转移酶活性增加，此酶可催化溶血卵磷脂乙酰化为卵磷脂，使血中磷脂升高。如此导致了肾病综合征的高脂血症。

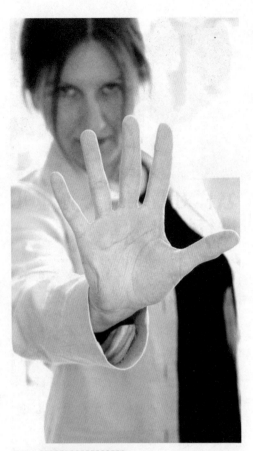

怎样对肾病综合征患者进行护理

对肾病综合征患者进行护理应遵循以下原则：

1 病情观察

（1）密切观察血压、水肿、尿量变化；一旦血压下降，尿量减少时，应警惕循环衰竭或急性肾功能衰竭。

（2）观察用药有无不良反应。

2 疾病护理

运动后应卧床休息，保持适当的床上及床旁活动，以防肢体血栓形成。当疾病缓解后可增加活动，从而，有利于减少合并症，降低血脂。减少对外界的接触避免外源性感染。

3 健康指导

（1）出院后应继续保持良好的休息，合理饮食。

（2）定期门诊复诊。

（3）预防各种感染的发生。

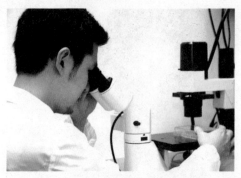

怎样对肾病综合征患儿进行护理

> 肾病综合征发病年龄多见于3～6岁的幼儿，且男孩多于女孩，其病因不详，易复发和迁延，病程长。患肾病综合征的幼儿在病情稳定期可以上幼儿园，只要幼儿园加强对患儿的护理，是有利于幼儿的全面康复的。

1 用 药

患儿在病情稳定期，一般还需坚持用药。家长和医生应每日检查孩子的服药情况。由于患儿一般都要服用利尿的激素类药，孩子尿量增加，需要家长及监护人特别关注，上课或活动时及时提醒幼儿去上厕所，以免给孩子带来不必要的痛苦。

2 饮 食

由于患儿大量的蛋白从小便中排出，体内经常发生蛋白质不足现象，故应从饮食中给予补充。患病孩子的菜谱应含足量的蛋白质，如鱼、瘦肉、家禽、豆制品等等。另外，还应限制食盐的摄入量，每日通常不应超过2克。如果幼儿园缺乏条件为患儿准备这种特殊的饮食，可让家长自己带来，用餐时热一热，让孩子吃好吃饱。对他们的饮食量不必限制。

3 活 动

因患儿长期服用激素，免疫力下降，易并发呼吸道感染，应严格限制孩子的活动量。可做些安静的游戏，避免剧烈运动，以免孩子疲劳，加重病情。

4 衣着与睡眠

应视天气变化及时给孩子增减衣服，注意保暖。午睡时应给予更多的关心，保证孩子充足的睡眠。

5 关注疫情，避免交叉感染

幼儿园一旦出现其他疾病的传染源，应及时将肾病患儿隔离，或让其回家休养，以防感染上其他传染病。

肾病综合征水肿为什么会反复发作

> 肾病综合征的水肿得到适当

的治疗后往往可以减轻或者消失。微小病变和系膜增生性肾炎引起的肾病综合征对糖皮质激素很敏感，经激素治疗后大部分患者的水肿能很快消退；中医治疗对此亦有一定的效果。其他病理类型引起的肾病综合征应采取中医或中西医结合治疗，大部分患者的水肿也能消退，并伴有理化检查指标的改善。尽管如此，肾病综合征水肿反复发作率仍很高，究其原因大致有如下几个方面：

1 撤减激素

撤减激素过程中，病情反复，出现水肿，多由于对激素产生依赖性或撤减激素过快，这在临床上极为常见。不过，再用激素或激素加量治疗依然有效。

2 感 染

感染是肾病综合征常见的并发症，同时也是肾病综合征水肿反复的重要原因。肾病综合征患者体质较差，正气虚，抗御病邪的能力降低，易致感染，最常见的为上呼吸道感染。中医认为，肺为水之上源，肺失宣降，水道不调，泛溢肌表而发为水肿。

3 对盐不加限制

部分患者水肿消退后，自以为病已经完全治好了，对盐的摄入不加任何控制，导致水肿反复。

肾病综合征的治疗与保健

1 治 疗

严重水肿伴并发症者应卧床休息，低盐限蛋白饮食，（这时若高蛋白饮食，则尿蛋白增多，肾小球高滤过，加速肾小球硬化）尿蛋白转阴后，可适当增加优质蛋白；长期血脂升高者，应低脂饮食。肾病未缓解时，利尿越多，蛋白丢失越多，而且易造成电解质紊乱，故此时期不应按照常规给口服利尿剂。高度水肿时以速尿利尿，而且血浆蛋白明显降低时可静脉输入白蛋白。适当补充维生素 A、D、C，钙及微量元素。适当应用抗凝治疗，如潘生丁等。

2 预防与保健

加强身体锻炼，增强机体抗病能力，积极预防呼吸道、消化道感染及其他系统感染。一旦发现疾病，及早治疗，尽量避免使用对肾脏有损害的药物。

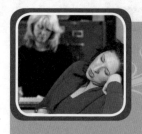

急性肾炎

急性肾炎是急性肾小球肾炎的简称，是一种全身性感染免疫引起的肾小球损害病变，以全身水肿、血尿和高血压为表现特征。

什么是急性肾炎

急性肾小球肾炎常以急性起病，以血尿、蛋白尿、水肿、高血压或伴有少尿及氮质血症等为主要临床特征的一组常见疾病。

急性肾小球肾炎大多数为急性链球菌感染后肾小球肾炎，病程一般在1年左右，多表现为自发性的恢复过程。本病可发生于世界各地，在我国是一种常见的肾病，尤其在儿童及青年中的发生率较高。我国北方约90%以上发生于呼吸道链球菌感染之后，冬春季多见；南方约30%～80%常发生于脓疱疮之后，多见于夏季。如遇到猩红热流行，则急性肾炎在流行期间发病率会高于平时。男女均可发病，其比为2：1，多为5～14岁儿童发病，本病为良性自限性疾病，患者经正规治疗后基本上都能自行康复。肾炎的发生与某些感染因素有关。自从

20世纪以来，科学研究已证实B型溶血性链球菌甲组中的若干型与急性肾炎发病有关，其中最常见的是第12型，其他尚有第1、4、6、18、23、25、41、49型。这些都与呼吸道感染后急性肾炎有关。除链球菌感染能引起急性肾炎外，后来还发现了肺炎双球菌感染后肾炎，金黄色葡萄球菌感染后肾炎，伤寒、白喉感染后肾炎等，它们的临床表现基本上与链球菌感染后肾炎相同。

近年来发现病毒感染后也可导致急性肾炎的发生，其中包括传染性肝

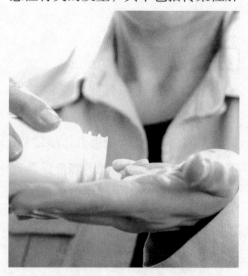

炎、水痘、腮腺炎、流感、传染性单核细胞增多症、麻疹等。此外，还有疟原虫感染后肾炎。

综上所述，急性肾炎的病因主要是链球菌感染，包括扁桃体炎及丹毒等，其次为金黄色葡萄球菌感染、肺炎双球菌感染和病毒感染。如果我们全面细致地寻找病因，积极采取相应措施，就能对急性肾炎起到很好的预防作用。

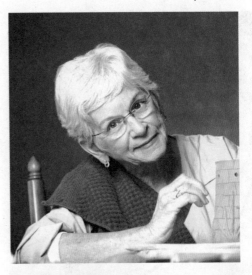

急性肾炎有哪些常见症状及常规检查

急性肾炎绝大多数在感染后发病，起病比较急骤，病情轻重不一。常见的临床表现为蛋白尿、血尿、水肿、少尿、高血压和氮质血症等。任何年龄段人群均可发病，但以学龄儿童最多见，青少年次之，中年及老年人较少见。儿童患儿除有血尿、水肿外，常伴有食欲减退、精神不振、疲乏无力、心悸、头痛、气促，甚至发生抽搐等，而成人可无明显全身症状，仅有食欲减退及疲乏无力等症状。若感染未控制，患者可有发热症状。急性肾炎发展过程中出现的常见症状及常规检查如下：

1 潜伏期

通常链球菌感染后 7 ~ 15 天容易发生急性肾炎。大多数情况下，皮肤感染后肾炎潜伏期较长，咽部感染后急性肾炎的潜伏期较短，一般在急性感染消退后出现肾炎症状。

2 血尿

初起病时多为肉眼血尿，尿如洗肉水样，或呈混浊红棕色。一般在15 天内转为镜下血尿。镜下血尿多数在 6 个月内消失。

3 水肿及少尿

急性肾炎时，肾小球滤过率减少导致少尿，水钠潴留导致体重增加及水肿。水肿多先出现于面部，尤其是眼睑部位。水肿发展迅速，几天就可遍及全身，部分患者可首先表现为水

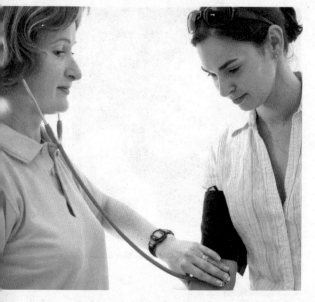

肿，而肉眼血尿不明显。水肿的程度与食盐的摄入量有密切关系，食盐摄入量越多则水肿越明显。

4 高血压

大部分患者有高血压，常为轻中等程度的收缩压及舒张压增高。儿童血压虽不及成人血压高，但按年龄标准，其血压升高的程度与成人相去不远。血压增高往往与水肿同时出现，也有个别出现在水肿之后，主要为血容量增加所致。高血压多数在水肿消退后 15 天内降至正常。血压突然升高时，患者可出现头痛、头晕等症状。

5 肾功能检查

在检查中发现部分急性肾炎患者有不同程度的一过性肾功能障碍。

6 血常规检查

因为水肿的影响，半数患者可出现稀释性贫血，但程度较轻，水肿消退后即很快恢复正常。

7 抗链球菌溶血素 ASO

急性链球菌感染后，血清 ASO 往往在溶血性链球菌感染后 7 ~ 20 天增高，20 ~ 35 天达到最高峰，继之逐渐降低。

8 血清补体测定

急性肾炎患者血清补体 C3 在发病后前 2 个月内降低，以后逐渐恢复正常。

怎样理解急性肾炎的病情转归

急性肾炎是一个良性自限性疾病，只要及时除去病因，辅以适当的治疗，大部分患者的肾脏功能都能自行修复。所以，对于急性肾炎的治疗原则是控制感染、对症治疗以及预防致死性并发症的发生，促进肾脏功能自行修复。

主要的治疗措施包括卧床休息、低盐或无盐饮食、抗感染、利尿降压及中药治疗。经过上述治疗，病情通常都能得到控制以及好转。肉眼血尿为消失最早的症状，发病后7～15天尿色转黄，15天左右水肿渐消，氮质血症和高血压也随之恢复正常，尿液检查恢复较慢，常迁延数月，大部分儿童和半数成人都在半年左右尿蛋白转阴，1年以后大部分患者尿蛋白基本都可以转阴，镜下血尿可以迁延数月或1～2年最终完全恢复正常。少数患者在临床痊愈5～20年后又出现蛋白尿、高血压，最终导致慢性肾功能衰竭、尿毒症，这种病情变化与肾小球硬化有关。成人急性肾炎的病程较长，恢复转慢，极少数还可转化为慢性肾小球肾炎，其预后不及儿童，只有50％～80％的患者可以获得临床痊愈。部分患者病情反复，迁

★ 专家提醒

急性肾炎病因的中医解释

病因有内外之分：

1．外感

（1）感受风邪

肺为一身之气，外合皮毛，又为水之上源，主通调水道，下输膀胱。风邪外袭，客于肺卫，肺失宣降，通调失职，风遏水阻，不能下输膀胱而为风水相搏，流溢肌肤，发为水肿，是为风水。

（2）湿气内侵

脾主运化，喜燥恶湿。如久居湿地或冒雨涉水，以致水湿之气内侵，或平素酒食不节，生冷太过，湿蕴于中，脾为湿困，健运失司，不能升清降浊，以致水湿不得下行，泛于肌肤而成水肿。或湿郁化热，湿热壅滞三焦，膀胱输化无权，亦可致水肿。

（3）疮毒内侵

肌肤患疮疖疡痈，邪毒内攻，归于脾肺，外遏肌表，内阻水道，水气与邪毒并走于内，泛于肌肤，而引起水肿。

2．内伤

（1）营养不足，脾肾亏虚

生活饥馑，饮食不足，或脾失健运，摄取精微物质功能障碍，生化之源不足，以致脾肾亏虚，水液代谢障碍而发为水肿。

（2）饮食劳倦，伤及于脾

饮食不节，劳倦太过，以致脾气亏虚，水湿不运，脾虚则土不制水而反克，水不归经而横溢皮肤，渗于脉络而发为水肿。

（3）劳欲太过，久病及肾

生育不节，房劳过度，以及久病及肾，均致肾气亏虚，不能化气行水，肾不能行五液之水而发为水肿。

延不愈，超过 1 年后转为慢性肾炎。成人急性肾炎转化成慢性肾炎的比例较儿童明显高。伴有肾病综合征的患者预后差。老年人患急性肾炎的机会虽不多，但其预后在急性肾炎患者中却最为良。

急性肾炎并发症有哪些先兆

急性肾炎有许多并发症，这些并发症早期都有征兆、苗头，只要做到早发现、早预防、早治疗，就能使肾炎患者早日痊愈康复。

1 急性心力衰竭

对患儿来说，急性左心衰竭可成为急性肾炎的前发症状，如不及时鉴别和抢救，可迅速致死。患者突然出现气促、胸闷、咳嗽、水肿，则常是急性心力衰竭的早期表现。

2 高血压脑病

肾病常伴有血压升高，而血压的升高可致高血压脑病，常见症状是剧烈头痛、视力障碍、恶心呕吐，并可出现意识模糊，嗜睡，也可发生阵发性惊厥或癫痫样发作，控制住血压后，上述症状迅速好转或消失，无后遗症。

3 继发性细菌感染

急性肾炎由于机体免疫力降低，易继发感染，最常见的是肺部和尿路的感染。患者受凉及劳累后出现发热、咽痛、咳嗽及尿急时，常提示有感染存在，应积极治疗，以免引起病情加重。

急性肾炎患者应如何安排休息

休息是肾炎患者的头等大事，急性肾炎患者发病后必须卧床休息，尤其是可见水肿、肉眼血尿及高血压、肾功能减退者更应绝对卧床休息，直至上述临床表现消失10天左右，方可下床做室内活动。

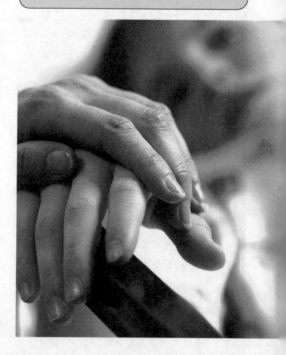

尿检结果未恢复正常者，仍需卧床休息半年乃至 1 年，待尿中红细胞及蛋白明显减少后，方可逐渐增加活动量，但不宜疲劳，不宜进行体力及脑力劳动。

学生患者尿检正常前则不宜复学。一般来说，尿检正常后半年到 1 年内也要避免剧烈体育活动。

怎样护理急性肾炎患者

> 对急性肾炎患者进行科学的护理对治愈疾患有着至关重要的作用。

1 保证休息

对血尿、水肿及高血压症状比较明显者，应卧床 4 ~ 6 周，当症状好转，肉眼血尿消失或尿中红细胞数减少至每小时 100 万以下，每天尿蛋白少于 1 克，消肿，血压恢复正常后，可起床进行室内活动；如活动后血尿、蛋白尿无加重，或继续好转，则再经 10 天左右可开始户外活动，甚至做些轻巧的体力劳动，并定时复查，若发现尿液病变加重，则应再次卧床休息。

2 合理补水

因身体产生水肿是由于过多水分积存所致，所以不需补充大量的水分，

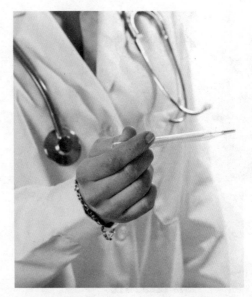

直到水肿消失后，才可补充所需的水分，一般应补量是前一日的尿量另加 500 毫升左右的蒸泄量。

怎样预防急性肾炎变为慢性肾炎

根据临床观察，扁桃体炎、咽炎及其他慢性感染病灶反复发病者，可引起急性肾炎并使其变为慢性肾炎。因此如果证实急性肾炎是由扁桃体炎引起，为了治愈及预防复发，在适当的时候摘除扁桃体是非常有效的。其他细菌、病毒、原虫等都能引起肾炎，因此，积极、及时地防治会引起肾炎的前驱病，对预防急性肾炎的发生以及防止急性肾炎变为慢性肾炎均有重要意义。

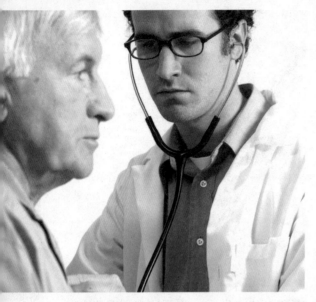

哪些疾病易与急性肾炎相混淆

> 急性肾炎早期易与下列疾病相混淆，应引起患者注意。

1 运动后尿异常

剧烈运动（如长跑、游泳、球赛）或过度劳累后，在数小时内即可出现尿异常（血尿、蛋白尿以及管型尿），但休息1～2天后（最迟7天）即可恢复正常。在发生尿异常的同时无水肿及高血压（个别人可有暂时高血压）。

2 局灶性肾炎

一般发生在感染期间（急性肾炎则发生在感染后半个月左右）；局灶性肾炎以血尿为主，蛋白尿很轻；感染治愈后，患者尿检查恢复正常，预后良好。与轻型急性肾炎相比仅有尿质变化，一般没有水肿和高血压。

3 发热性蛋白尿

发热性蛋白尿可出现在任何发热性疾病当中。在发热期间尿中可查出蛋白和管型，但红细胞很少，亦无水肿和高血压。热退后，尿异常迅速恢复。

4 感染期尿异常

在因病毒、细菌，尤其是乙型溶血性链球菌感染肾脏期间，有25%左右的患者可出现轻度镜下血尿、少量尿蛋白和管型尿，但无水肿和高血压，当感染控制后，尿检即恢复正常。

5 原发性肾病综合征

急性肾炎伴有肾病综合征表现者易与肾病相混淆。后者以大量蛋白尿（≥3.5克/日）及低蛋白血症为特征，无血尿，前者有血尿，多无低蛋白血症，鉴别关键为肾病病理检查，前者为弥漫性毛细血管内增生性肾炎，后者可呈微小病变或其他慢性肾小球损害的病理改变。

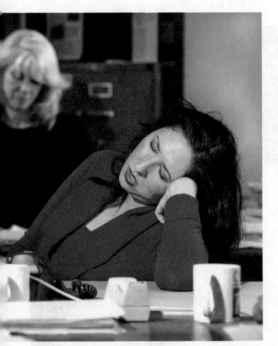

血等变化，产后绝大多数患者可恢复正常。

8 红斑狼疮性肾炎

系统性红斑狼疮引起的肾损害，有时表现类似急性肾炎，常伴有皮疹、光过敏、脱发、关节痛，及心、肺、肝、脑和其他器官的病变，并多有发热、白细胞降低、化验抗 DNA 抗体或 SM 抗体及抗核抗体阳性。

此外，急性肾盂肾炎尚易与慢性肾炎急性发作期相混淆。

6 急性肾盂肾炎

急性肾炎若发生尿道、膀胱黏膜及肾脏充血水肿可引起膀胱刺激症状，出现类似急性肾盂肾炎的症状。但肾盂肾炎有血尿、发热、白细胞增多，尿细菌培养阳性，对抗生素治疗有效，且无明显水肿、高血压等表现，尿中也无红细胞管型。

7 妊娠毒血症

多发生于妊娠中晚期，患者常出现高血压、水肿、蛋白尿和管型尿，严重者可发生高血压脑病，尤以妊娠最后 2 个月时症状更明显。但缺乏血尿是其主要特征，且肾功能大多正常，眼底可见视网膜动脉痉挛、渗出、出

✖ 生活常识

怎样预防急性肾炎？

防患于未然，治标不如治本，急性肾炎的预防也是如此，主要是防治能引起肾炎的其他有关的疾病，尤其是防治溶血性链球菌感染所引起的一些疾病，如上呼吸道感染、咽炎、猩红热、急性扁桃体炎、丹毒、脓疮病等。人体感染上述疾病要经过一段时间才能引起肾炎，这段时间叫潜伏期。如上呼吸道感染、急性扁桃体炎，其潜伏期 7～15 天；猩红热 15～20 天；脓疮病 15～30 天。潜伏期是机体发生反应的过程，在感染上述前驱病时，如能及时治疗则可阻止免疫反应的发生。

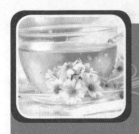

慢性肾炎

慢性肾炎是慢性肾小球肾炎的简称，是一种常见的肾脏疾病，以水肿、血尿、高血压为表现特征，本病可发生于任何年龄，但以中青年为多见。

什么是慢性肾炎

慢性肾小球肾炎简称慢性肾炎，该症多见于成年人，肾炎病史较长，多超过1年以上，临床上有肾炎的各种症状，或症状反复出现，肾功能有不同程度的损害。

慢性肾炎由多种病因引起，是多种病理类型的原发性肾小球疾病在病理过程中的一个共同后果。20%左右的患者有明确的急性肾炎病史，或由急性肾炎直接迁延而来，或急性肾炎临床治愈后若干年内又出现慢性肾炎；绝大多数慢性肾炎系由其他原发性肾小球疾病直接迁延发展而成，即其他细菌及病毒感染引起机体免疫系统病变而形成的。慢性肾炎有进行性发展的趋势，经3～12年或更长一些时间，才进入慢性肾功能衰竭期。

慢性肾炎发生的机理与下列因素有关：

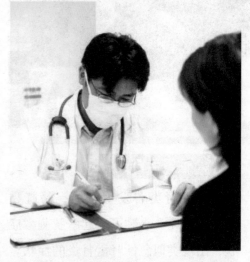

第一，疾病过程中高血压引起肾动脉硬化损伤。

第二，免疫炎症损伤过程持续进行。

第三，健存肾单位代偿性血液灌注压增高，肾小球毛细血管跨膜压力及滤过压增高，从而引起肾小球硬化。

怎样给慢性肾炎临床分型

权威性比较高的慢性肾炎诊断标准及其分型如下：

第一，有蛋白尿、血尿、水肿及高血压等表现，轻重不一。

第二，病程中可因呼吸道感染等原因引起急性发作，出现类似于急性肾炎的表现，也有部分病例可自行缓解。

第三，起病缓慢，病程迁延，病情时轻时重，肾功能逐步减退，后期可出现贫血、视网膜病变及尿毒症。

第四，根据临床表现可进一步区分为以下三种：

（1）普通型：有肾炎的各种表现，但无突出表现。

（2）高血压型：除一般肾炎症状外，有血压升高的突出表现。

（3）急性发作型：在慢性肾炎过程中出现急性肾炎综合征表现。

我国大多数的肾病医学专家认

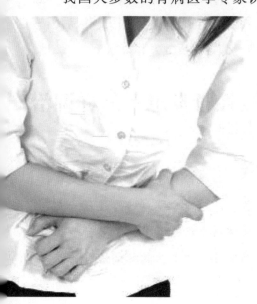

为，慢性肾炎不宜简单地根据发病时间的长短来做出诊断。并认为慢性肾炎分为普通型、高血压型、急性发作型等，难以确切地反映其临床和病理特点，亦无确切的临床界限。

虽然目前多数学者不主张对慢性肾炎进行临床分型，但上述临床诊治观点对于目前慢性肾炎的治疗和预后判断仍然具有积极的意义。

怎样观察慢性肾炎活动的指标

水肿、蛋白尿、高血压是慢性肾炎的主要临床表现，患者也易察觉，对它们的变化往往了然于心，但对镜下血尿的观察却茫然不知，而血尿却是直接反映肾炎活动情况的重要指标。持续性镜下血尿及红细胞管型尿说明肾小球基底膜的损害一直存在。

慢性肾炎有高血压者预后较差，其血尿发生率高达74％；而慢性肾炎伴高度水肿者血尿发生率仅占40％。除血尿外，尿中白细胞、上皮细胞和红细胞管型也都不同程度地反映着慢性肾炎的活动情况。由此可见尿中红细胞、红细胞管型、白细胞、

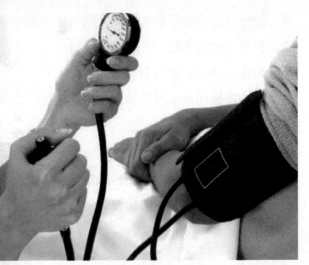

上皮细胞明显增多，这些都是观察慢性肾炎活动的指标。

慢性肾炎出现持续性血尿的患者，肾功能恶化相对较快，治疗效果较差。从病理角度看，膜增殖性肾炎及重度系膜增生性肾炎患者发生持续性血尿的比率最高，它们的预后较差，容易发展成为慢性肾功能衰竭及尿毒症。

慢性肾炎的病程和发病方式有什么特点

慢性肾炎多数起病隐匿，少数系由急性肾炎发展而来，其病程和发病方式有如下特点：

第一，过去有急性肾炎综合征病史，经过一段时间的治疗和调养后，临床症状消失，尿检正常。经相当长的时间间隔，长者可达 10 年甚至 20 年，因过度劳累或上呼吸道感染以及其他感染，而出现蛋白尿、水肿和高血压等肾炎症状。

第二，急性肾炎起病，未能彻底治愈，临床症状及尿蛋白持续存在，迁延 1 年以上而演变为慢性肾炎。成人急性肾炎转为慢性肾炎的比率较大。

第三，过去无肾炎病史，发病时即出现肾功能不全，有时因贫血而来就诊。这主要是患者无明显自觉症状，未引起足够注意，忽略了经常做尿检，而没能及时发现肾炎。

第四，过去无肾炎病史，短期内出现蛋白尿、水肿或伴有进行性高血压等。

第五，过去无肾炎病史，常因感染或劳累出现血尿或蛋白尿，经休息后能很快自行减轻或消失。以后因感染、劳累而反复发作。

慢性肾炎患者怎样调治失眠

慢性肾炎患者常由于疾病病程长，迁延难愈，精神心理压力大，故常易失眠或睡眠质量差、多梦、易醒等。那么，怎样调治失眠呢？

1 适当运动

一个人如果终日躺在病床上不活动，睡眠质量也一定不佳。慢性肾炎患者当症状消除、急性期缓解后，一定要从床边活动开始，慢慢增加活动量。

可以练气功，以练轻柔灵动的静功为主，还可以练太极拳、健腰强肾功等。只有活动量增加了，睡眠质量才能提高。

2 常做按摩

（1）耳穴压豆法：耳穴压豆操作既简单，患者又无明显痛苦，可用王不留行子作豆，取耳部穴位：心、神门、交感、内分泌、肾等，用酒精常规消毒后，再用胶布固定。患者每

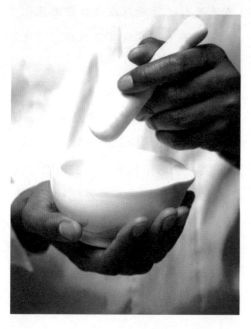

日按摩数次，将对睡眠大有裨益。

（2）按摩头部穴位：按摩百会、角孙、太阳等穴位。

（3）热水烫洗脚部：将双脚放入热水盆中反复浸泡，水凉后再加热水浸泡，浸泡约30分钟，以促进睡眠。

（4）梳理头发及颈部：用木质发梳轻柔反复梳理头部及颈部，起到按摩头部经穴及疏通血脉的功效，以促进入睡。

（5）脚部按摩：按摩特定的涌泉穴，反复揉搓按压，可以借助于按摩仪器进行按摩，以促进睡眠。

3 豁达乐观

要让患者明白每一个人都会生病，或大或小，或迟或早，生老病死是每一个人不可逃脱、不可避免的事情，既然得了疾病，是福不是祸，是祸躲不过，要有勇气面对疾病，树立战胜疾病的信念，乐观豁达，只有这种心理状态才能消除烦躁抑郁的情绪，提高自己的生活质量，这是消除失眠的关键因素。

4 食疗验方

（1）磁石腰子粥：磁石60克，打碎，入砂锅中煮60分钟，滤去渣；猪腰子1个，去筋膜，洗净切片，与

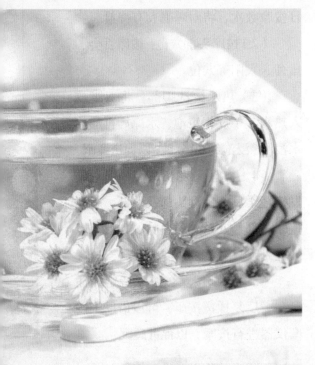

粳米 100 克，加磁石水煮成粥，趁热服食。

（2）酸枣仁合欢饮：酸枣仁 20 克，合欢花 3 克，开水冲服，每日数次。

（3）百合丹参冰糖饮：生百合 100 克，丹参 50 克，加水 500 毫升，煎取汁液 450 毫升，加冰糖适量，微甜为度，每次服 30 毫升，每日 2 次。

（4）五味子膏：取五味子 250 克，用水洗净浸半日，煮烂滤去渣，浓缩，加蜂蜜适量调成膏，将膏贮瓶，每次服 20 毫升，每日 2 ~ 3 次。

（5）酸枣仁粥：酸枣仁 50 克，捣碎，浓煎取汁；将粳米 100 克煮粥，半熟时加入酸枣仁汤同煮，粥成趁温服食，每晚 1 次。

（6）阿胶黄连鸡蛋汤：酸枣仁 30 克，黄连 5 克，生白芍 10 克，煎水 300 毫升，滤过药渣后，兑入烊化阿胶汁 30 毫升；取新鲜鸡蛋 3 个，去清取黄，入温热药汁中搅拌，每晚睡前服 50 毫升。

（7）莲子心茶：莲子心 2 克，生甘草 3 克，开水冲泡代茶饮，每日数次。

慢性肾炎患者如何安排休息

慢性肾炎病程较长，患者应有充分的信心，密切配合治疗。在有肉眼血尿、高血压或明显水肿，或有进行性肾功能减退时应卧床休息，直至上述症状明显好转，才可逐渐增加活动量。

病情稳定 3 个月后可从事轻体力劳动，不妨先从做家务开始，逐渐增加强度，切忌争强好胜，盲目增加强度，必须以不疲劳、上述症状不加重为准。在疾病稳定期，可以从事轻体力工作，但要避免较强的体力劳动，并做定期随访，定期到医院观察病情变化。

慢性肾炎会变成慢性肾衰吗

各种慢性肾脏疾病肾功能逐渐恶化的结果就是慢性肾衰。在这些肾脏疾病中，慢性肾炎占第一位，可见慢性肾炎迁延不愈，是完全可以发展成为慢性肾衰的。那么慢性肾炎到慢性肾衰，究竟需要多长时间呢？

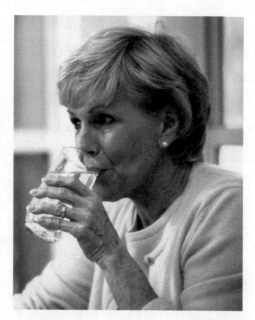

对于这个问题，目前尚无肯定的结论，因为肾炎的发展速度受多种因素的影响。不过，也不是所有的慢性肾炎都会发展成慢性肾衰。在慢性肾炎患者中，病情明显好转的大有人在，有的患者经长期追踪，远期预后良好。可见，对于慢性肾炎，医生和患者只要积极地运用中西医结合治疗和适当的饮食起居调养，就能大大地延缓肾功能的恶化，部分患者甚至可以获得临床明显缓解。在此，提醒慢性肾炎患者注意以下几点：

1 注意饮食和起居调养

合理的饮食和适当的休息对慢性肾炎患者很重要。

2 积极治疗

要打持久战，坚持到底，切忌时治时停或根本不重视，或有病乱投医，听信虚假广告，滥用所谓的"祖传秘方"。

3 树立信心

绝不能灰心丧气，慢性肾炎是慢性病，病程长，易反复，应有思想准备，始终保持乐观的精神，密切配合医生治疗，战胜疾病。

怎样护理慢性肾炎患者

在对慢性肾炎患者进行治疗的同时，给予全面的护理也十分必要。

1 做好思想工作

慢性肾炎病程较长，易反复发作。

27

一般来说，首先做好患者的思想工作，以亲切的语言、和蔼的态度与患者促膝谈心，消除患者不必要的思想顾虑，树立乐观的情绪及长期与疾病作斗争的信心。同时要合理安排工作和休息。患者一旦确诊为慢性肾炎，在开始阶段，不论症状轻重，都应以休息为主积极治疗，定期随访观察病情变化。如病情好转，水肿消退，血压恢复或接近正常，尿蛋白、红细胞及各种管型微量、肾功能稳定，则3个月后可开始轻微体力劳动，但仍须避免用力过度，以预防呼吸道及尿路感染的发生。活动量应缓慢地逐渐提高，以促进体力的恢复。凡存在血尿、大量蛋

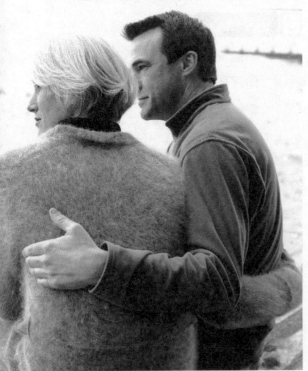

白尿、明显水肿或高血压者，或有进行性肾功能减退患者，均应积极治疗，充分休息。

2 观察病情

第一，在护理慢性肾炎患者时，运用中医理论，辨察患者体质和病性，辨别阴阳、虚实极为重要。一般而言，水肿明显者，本虚标实。体质强盛者多实多热。体质虚弱者多虚多寒。除必须按时测体温、脉搏、血压、24小时出入水量外，还得观察有无出血倾向及呕吐、水肿等情况。如果出现少尿、神疲嗜睡、口有尿味，多为湿浊之邪盘踞体内，毒邪内溃，内陷心包，最为危险。应及时报告医生，以便尽早抢救。

第二，应做好皮肤护理，防止感染。肾炎患者多见头痛失眠，血压偏高，需观察有无呕吐、抽搐现象。头痛者可针刺太阳、百会、合谷等穴；如果患者发现呕吐、抽搐现象，则应及时报告医生。

第三，应细心观察病情，告诫患者慎起居，避风邪，注意不可劳累，保暖防寒。因为慢性肾炎往往因为感染而急性发作，加重原有病情。病房应阳光充足，气温得当，通风良好。

第四，指导患者按时服药。中药

汤剂宜温服。恶心呕吐者，宜少量多次地进服。服药前滴少量生姜汁于舌上，可以防止呕吐。中药灌肠者需注意药液的温度适中，注入的速度要慢。肛管插入的深度要适当，一般以 30 厘米为宜。这样才能保证药液的充分吸收，提高疗效。

3 饮食护理

合理正确地摄入食物十分重要。一般来讲，有水肿及高血压者要忌盐或低盐饮食。肾功能衰退者，饮食不可高蛋白质，辛辣刺激也不相宜。由于本病有较长的病程，辅助食疗往往必不可少。临床上，药疗辅食疗，对患者康复大有裨益。慢性肾炎急性发作，水肿或高血压者应限制食盐摄入量，每日以 3 克左右为宜。高度水肿者每日应控制在 2 克以下，咸鱼、咸菜均应忌用，待水肿消退后再逐步增加钠盐量。除有显著水肿外饮水量不应受到限制。血浆蛋白低而无氮质血症者应进高蛋白饮食，每日蛋白质应在 60～80 克或更高。出现氮质血症时应限制蛋白质摄入总量，每日 40 克以下，供给富含必需氨基酸的优质蛋白，总热量应在每千克体重 0.145 千焦左右，饮食中注意补充营养及维生素，水果及蔬菜不限量。

慢性肾炎患者可以结婚生子吗

人患病后，经适当治疗就会痊愈，所谓痊愈有两种概念：一种是临床治愈，另一种是完全治愈。

内科不少病只能临床治愈而不能完全治愈，患者要终身带病，比如糖尿病性心脏病、高血压病等都要终身治疗（器质性心脏病、肾动脉狭窄若经手术治疗痊愈者也要终身治疗）。慢性肾炎和其他很多肾病也是这种情况。

所谓临床治愈就是指患者的症状、体征全部消失，以慢性肾炎来讲，还包括尿常规检查红细胞、白细胞、尿蛋白、管型也全部消失，肾功能完全正常，而且要在停药后 2 年内没有复发的现象。肾炎患者只有在达到临

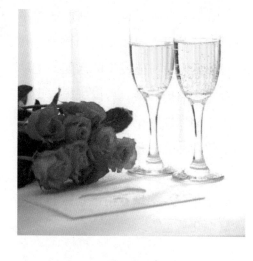

床治愈后才能结婚，没有达到临床治愈前则不宜结婚。因为若在病情刚刚稳定或尚未稳定时就结婚，极易导致旧病复发，症状反复发作，从而使病情恶化，而且如果是女性患者，怀孕后一旦发生妊娠中毒症，会使病情更加复杂，使肾功能减退，同时也会影响到胎儿的健康。

妊娠能使已有的慢性肾炎加重，而且容易并发妊娠高血压综合征，如果原已有较严重的慢性肾炎，则孕期往往出现病情恶化的情况。慢性肾炎病情较轻者对胎儿影响不大，但病情重或病程长者会增加流产、早产、胎儿宫内生长迟缓、死胎及新生儿并发症的机会。慢性肾炎患者能否妊娠要根据病情决定。患者病情稳定、血压正常、肾功能正常，另外肾病病理类型属于微小病变，早期膜性肾病或轻度系膜增殖，没有明显的小管间质病变，妊娠一般经过良好，对原病无不良影响。若患者希望生一个孩子，并能理解妊娠后可能发生的问题，主动配合医生监护病情，可以妊娠。患有高血压的慢性肾炎患者在妊娠过程中易发生合并症，肾功能中度受损者预后较差，肾功能严重受损者病情随时可能恶化，这些患者正常妊娠和分娩的概率几乎是零。

慢性肾炎患者终止妊娠的指征是：

①血清尿素氮大于 7.14 毫摩 / 升或肌酐大于 176.8 微摩 / 升者。②妊娠前或妊娠期尿蛋白（++），伴有水肿，血压在 20.0/13.3 千帕以上者。③肾小球滤过率在 50 毫升 / 分钟以下者。④酚红排泄试验 15 分钟排出小于 15% 者。⑤狼疮活动未控制者。

慢性肾炎患者允许妊娠的指征是：

①狼疮性肾炎临床与病理均无活动病变达 1 年以上，强的松维持量在每日 10 ～ 15 毫克以下者。②急性肾炎痊愈后一年以上无复发者。③隐匿性肾炎病情稳定，至少观察两年无复发者。④肾小球滤过率在 70 毫升 / 分以上者。⑤肾功能检查均在正常范围内者。

也有医师认为慢性肾小球肾炎患

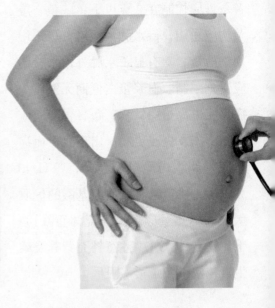

者允许妊娠的条件应为：①）肾功能正常。②血压正常。③肾活检病理类型属于微小病变，早期膜性肾病或轻度系膜增殖，没有明显的小管间质病变和血管病变。④病情稳定。患者具备以上各条件越多，妊娠后母胎的安全系数和顺产概率也就越高。

应该强调的是，即使上述条件都具备，慢性肾小球肾炎仍会在妊娠之后加重。故妊娠后应每隔15天诊病1次，7个月后每7天1次，监护内容包括：尿常规（尿蛋白及沉渣镜检）、血压、肾功能和胎儿情况，如有蛋白尿的出现或增加、血压升高，都应卧床休息。单纯蛋白尿增加伴有或不伴有血压升高和肾功能损害，不是终止妊娠的指征。如发现有肾功能下降，首先要注意有无可逆因素，如隐蔽性脱水、尿路感染和电解质紊乱（可能由于不适当地利尿）、不可逆的肾功能下降才是终止妊娠的指征。

慢性肾炎合并妊娠有哪些自我保健措施

1 监测血压和肾功能变化

慢性肾炎患者妊娠期，应力争病情稳定、避免发生妊高征，并严密监测血压和肾功能变化。若肾功能不断恶化，应终止妊娠。对胎儿的预后，控制高血压的水平是关键，血压越高，胎儿死亡率越大。

2 孕前专业咨询

一般而言，有蛋白尿而无高血压、肾功能（肌酐、尿素氮）无显著不全的，可以妊娠；肾病已有高血压和肾功能显著不全者不宜妊娠，特别是肌酐＞3毫克/100毫升或尿素氮＞30毫克/100毫升者，若已妊娠宜在怀孕3月内及时做人工流产术终止妊娠。

3 注意营养均衡

慢性肾炎合并妊娠者，需注意加强营养，以高蛋白低脂肪食谱为宜；但若肾功能（尿素氮、肌酐）相当差，则应控制蛋白摄入量；若有水肿应限制钠盐和水的摄入量。

4 产后加强随访治疗

慢性肾炎妊娠在产后要加强随访（血压、肾功能指标等），认真治疗疾病。

5 住院治疗

慢性肾炎孕妇在妊娠后半期应住院治疗（病情严重者随时住院），以

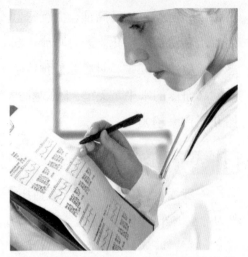

便密切观察肾功能的改变和胎儿生长发育情况，及时处理，力保婴儿和母亲的安全。

6 密切配合治疗

患者要配合医生的治疗，注意限制每天食盐和水的摄入量，食谱不要配有高蛋白、高脂肪饮食，注意纠正贫血，预防感染以及及时终止妊娠。如果孕期内发展到尿毒症或肾功能衰竭，则以挽救母亲生命为重。

慢性肾炎患者的肾功能恶化怎样防治

> 慢性肾炎患者可从生活、饮食、防止感染等方面来考虑防止肾功能恶化。

在病情发作期患者应卧床休息，尤其是水肿明显或病情严重的患者，因为卧床休息，既能增加利尿，又能减少心力衰竭、高血压脑病等危险的并发症，从而使肾功能不进一步恶化。在恢复期，应逐步增加活动，使肌肉逐渐恢复正常。因为久卧可使体力减弱，抵抗力减退，必要时，采取一些增强体质的措施如广播操、太极拳等，以改善身体防御功能。

此外，还应经常注意气候的变化，室内及衣着应温暖，因为寒冷可引起肾小动脉痉挛，加重肾脏缺血，使肾功能恶化。另外，注意个人卫生，保持皮肤清洁，以减少脓皮病的发生。同时，应注意防止呼吸道感染，包括咽峡炎、扁桃体炎等。

去除慢性感染性病灶，如扁桃体炎、中耳炎、鼻窦炎、龋齿、齿龈脓肿等，应尽早清除。如有急性感染，或慢性肾炎反复发作与感染有关者，应及时应用抗生素控制，一般可用肌肉注射普鲁卡因青霉素，或用清热解毒的中草药煎服，以达到预防感染的目的。

慢性肾炎在活动期间的妇女，不宜怀孕，否则扩大的子宫压近肾静脉，影响肾小球滤过，使代谢产物不易排出，导致肾功能恶化。

慢性肾炎能补蛋白吗

　　慢性肾炎患者尿中常有蛋白流失，尿蛋白定性试验呈阳性，若进行尿蛋白定量实验，可准确地测出患者每天从尿中失去蛋白的数量。特别是肾病综合征患者，由于大量的蛋白从尿中流失，因而，容易诱发低蛋白血症和严重的水肿。

　　很多患者在这种情况下通常会求助于食补，即进食大量的高蛋白食物，以求补充尿蛋白的流失。另一种饮食调理方法恰恰相反，可称之为"丢蛋白，忌蛋白"，即当患者出现大量蛋白尿时，不但不能多吃高蛋白食物，而且还要反其道而行之，严格控制高蛋白食物的摄入量。大量的临床实践证明，采用"丢蛋白，忌蛋白"的饮食调理方法，对于控制尿蛋白的流失有明显的效果，为此，这种饮食调理方法对于慢性肾病的临床治疗有很好的效果。

　　国内外相关动物实验报告表明：低蛋白饮食有助于减少实验动物尿蛋白的流失。同样是蛋白从尿中流失，为什么采用"丢蛋白，忌蛋白"的方法会有两种不同的结果呢？我们知道，当血液流经肾时，肾小球基底膜将人体代谢所产生的废物滤出而形成原尿，血液中的蛋白是大分子物质，正常情况下是不能通过肾小球基底膜进入尿中的。慢性肾炎时，肾小球基底膜上的间隙增大，通透性增加，才使大分子蛋白得以通过基底膜漏入尿中而形成蛋白尿。当进食大量高蛋白食物时，血液中游离蛋白浓度增加，单位时间内经过肾小球基底膜漏出的蛋白随之增加，人体代谢产生的废物增加，从而加重了肾脏的负担，加剧了蛋白从尿中流失。同时，蛋白尿又是肾功能受损的一个标志，而大量蛋白质在体内代谢的产物不易排出，严重时会造成肾功能衰竭；反之，减少高蛋白食物的摄入，血中游离蛋白的浓度降低，单位时间内流过肾小球的蛋白随之减少，代谢废物减少，这就减轻了肾脏的负担，尿蛋白也就会减少了。慢性肾病患者的肾脏好比一把漏底的水壶，用添水的方法是解决不了问题的，添得多，漏得多。正确的方法是先把壶中的水倒掉，把壶底焊严实，再去添水就不会漏了。同样的道理，低蛋白饮食可有效地减轻肾脏负担，为慢性肾病的治疗创造条件，治疗效果就会更好更快。

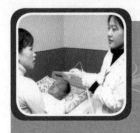

肾性水肿

肾性水肿是全身性水肿的一种，水肿多从眼睑、颜面开始而后遍及全身，同时还伴有肾病的临床表现，如蛋白尿、高血压。

怎样正确看待肾性水肿

水肿其实就是指组织间隙有过多的液体积聚。当过多的液体在组织间隙呈弥散性分布时，表现为全身性水肿，这种水肿多发生于心脏病、肾病、肝脏病、营养不良、内分泌紊乱等疾病；呈局限性分布时，表现为局部水肿，这种水肿多发于局部血管或淋巴管阻塞，此外过敏亦可引起局部水肿。

肾性水肿的一般特征是从眼睑、颜面开始而后向全身蔓延，发展迅速，软而移动性大，严重者可导致胸水、腹水，且伴有肾病的其他改变，如蛋白尿、血尿、管型尿、高血压等等。肾炎的种类很多，每一类肾炎的发病机制和病理生理改变也并非一样。尽管水肿是肾炎的重要表现之一，但由于疾病种类不一，其水肿的表现也大不相同。如急性肾小球肾炎，一般情况下可以表现为典型的肾性水肿特征；肾病综合征常有重度的水肿；隐匿性肾炎又常常没有水肿；许多慢性肾小球肾炎不出现水肿，或仅表现为双下肢踝部水肿。由此可见，水肿的产生因素是多种多样的，许多疾病都可以导致水肿，有水肿不一定就是肾炎，应当全盘考虑综合分析。反之，肾炎也不一定就以水肿为其临床唯一表现。因此，在对待水肿时，不要凭一种症状，妄以诊断或忧心忡忡，而

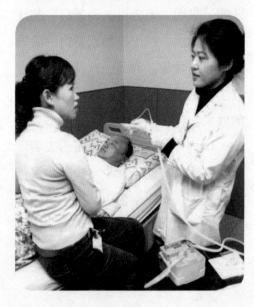

应综合临床其他表现、实验室检查结果，再来判断。

怎样划分肾性水肿

临床上根据发病机理的不同将肾性水肿分为两类：

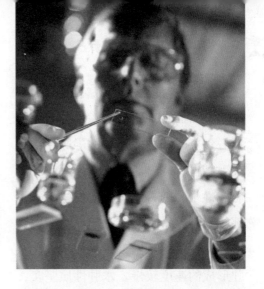

1 肾炎性水肿

主要见于急性肾炎，或部分慢性肾炎以及其他肾小球疾病。水肿主要由于：

（1）肾小球滤过率降低，肾脏排除水、钠减少而发生水肿。

（2）球管失衡。

（3）毛细血管流体静压增高，使毛细血管内液过多地移向组织间隙而致水肿。

（4）急性肾炎时，部分患者由于血容量增加、高血压等原因发生充血性心力衰竭，加重水、钠潴留。

2 肾病性水肿

通常发生在原发性肾小球肾病及其他各种原因引起的肾病综合征。其水肿发生的机制主要是：

（1）血浆胶体渗透压降低：肾病时大量尿蛋白引起低蛋白血症，致血浆胶体渗透压降低，使毛细血管内体液滤过增加，从组织间回收的体液明显减少，最终形成水肿。

（2）有效血容量减少：血浆的外渗使有效血容量减少，刺激血管内容量感受器，激活肾素、血管紧张素、醛固酮系统，使抗利尿激素分泌增加，利钠激素分泌减少，肾小管重新吸收钠增多，进一步加重水、钠潴留，从而加重水肿。

怎样鉴别肾性水肿与其他类型的水肿

1 与肝源性水肿的鉴别

肝硬变在腹水出现前常有下肢轻度水肿，首先发生于足踝部，逐渐向上蔓延。头面部及上肢常无水肿。严重时出现腹水、胸水。各种慢性肝脏病病史以及肝功能损害的体征和实验室指标等均为诊断的依据。

2 与心源性水肿的鉴别

在右心功能不全、渗出性或缩窄性心包炎时，因体循环的静脉压增高及毛细血管滤过压增加而引起水肿。心源性水肿的特点是首先发生于下垂部的水肿，常从下肢开始，逐渐遍布全身，严重时可出现腹水或胸水。水肿形成的速度较慢。水肿性质坚实，移动性不大。心源性水肿诊断的主要依据是心脏病病史和体征。测定静脉压明显升高是诊断的重要佐证。

3 与营养不良性水肿的鉴别

慢性消耗疾病、长期营养缺乏、蛋白丢失性胃肠病、重度烧伤等所致

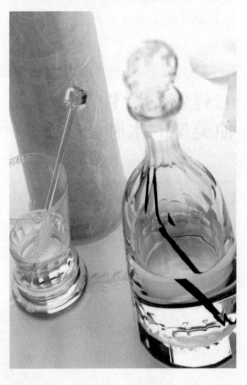

低蛋白血症、维生素 B_1 缺乏等均可产生水肿。皮下脂肪减少所致的组织松弛、组织压降低，会导致水液潴留的加重。水肿常从足部逐渐蔓延至全身。

4 与黏液性水肿的鉴别

甲状腺功能减退患者，当病情严重时，由于皮肤被黏蛋白和黏多糖浸润，产生特征性的非凹陷性水肿，称为黏液性水肿。一般发生在颜面和胫骨前。

5 与药物性水肿的鉴别

应用某些药物后可引起水肿，其特点为用药后出现轻度水肿，停药后逐渐消退。较常见的药物为肾上腺皮质激素、雌激素、睾酮、胰岛素等，萝芙木、硫脲及甘草剂量过大等也可引起水肿。

6 与经前期水肿的鉴别

其特点为月经前 1 ~ 2 周出现眼睑、踝部及手部轻度水肿，可伴有乳房胀痛及盆腔沉重感，月经后排尿量增加，水肿及其他神经官能症状逐渐消退。

7 与特发性水肿的鉴别

主要表现在身体下垂部位，多见于成年肥胖妇女，常与情感、精神变

化有关，伴有疲倦、头痛、头昏、焦虑、失眠等神经衰弱表现，立卧位水试验为阳性。这类水肿的原因不明，可能与内分泌功能失调、直立体位的反应异常有关。

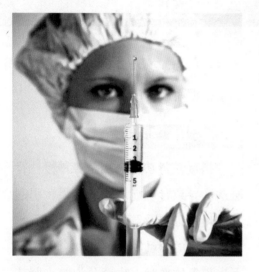

肾炎性水肿有什么样的发病机制

其发病机制有二：

1 肾小球滤过率过低

肾小球滤过率与肾小球毛细血管表面积的大小及其孔隙的功能状况呈正相关。急性炎症时，肾小球毛细血管腔狭窄或闭塞，以致有功能的肾小球数目减少，有效滤过面积显著减少，从而使肾小球滤过率大大降低，因此肾脏排出钠、水减少而发生水肿。

2 球管失衡

正常人球管平衡，从而维持机体内环境的稳定。急性炎症时虽有肾小球滤过率的急剧降低，但肾小管的重新吸收功能则相对地保持良好。球管失衡即肾小球与肾小管的功能失去平衡，水、钠由于肾小管重新吸收相对增多而致水肿。再者，肾小球毛细血管炎症或梗阻可引起小管周围流体静压低于小管静压，以致肾小管重新吸收水、钠。血容量增高及动、静脉毛细血管的压力增高，可引起毛细血管流体静压增高，从而使移向组织间隙的毛细血管内液增多而产生水肿。

K ·············· 抗病最前线

怎样诊断肾性水肿？

肾病患者若出现可见性水肿，即可诊断为肾性水肿。若患者为隐性或轻度水肿，则可通过测量体重来确定，若体重突然增加3千克以上，即为水钠潴留。肾性水肿的原因需要结合临床表现、实验室检查等进行综合分析来确定。如肾小球疾病性水肿的患者，均有蛋白尿、血尿、管型尿、高血压或肾功能改变等，水肿可轻可重；急性肾炎患者水肿较轻，压之有一定弹性，凹陷性可不明显；肾病综合症患者水肿较重，凹陷性非常明显。

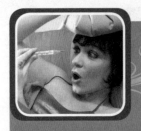

慢性肾衰

慢性肾衰是指慢性的肾脏排泄和调节功能紊乱引起的一种临床症状，终末期肾衰最常见的病因是糖尿病肾病，其次是高血压肾血管硬化和各种原发性及继发性肾小球疾病。

慢性肾衰指什么

慢性肾功能衰竭简称慢性肾衰，指原发性或继发性肾脏疾患造成肾结构和肾功能的损害，引起一系列代谢紊乱和临床症状的一组综合征。它是对肾功能的评定，有广义与狭义两方面的概念。

1 狭义概念

指在慢性肾功能不全失代偿阶段中，当血肌酐 ≥ 442 微摩 / 升（5 毫克/分升）时，即称为慢性肾功能衰竭，病情较为严重，预后不佳。临床上医生对具体的患者进行肾功能评定时，必须根据血肌酐的数值来确定。

2 广义概念

指慢性肾功能衰竭是各种慢性肾脏疾病导致肾功能恶化的结果，引起肾脏排泄分泌及调节功能的减退，水与电解质的紊乱和在普通饮食的情况下出现氮质血症。也就是说整个肾功能不全失代偿阶段均可统称为慢性肾功能衰竭。

形成慢性肾衰的因素有哪些

引起慢性肾功能衰竭的疾病分别是慢性肾小球肾炎、肾动脉硬化、慢性间质性肾炎、狼疮性肾炎、先天性多囊肾、梗阻性肾病、糖尿病性肾病。此外，淀粉样病肾损害、多发性骨髓瘤、结节性多动脉炎等继发性肾炎也能引发慢性肾功能衰竭。

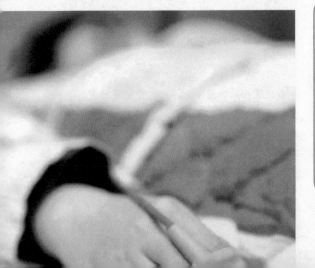

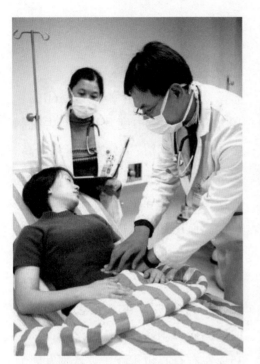

具体地讲，又大致可分为三类：

1 全身性疾病与中毒

常因肾受侵后导致肾功能衰竭。如恶性高血压、高血压肾动脉硬化症、心力衰竭、糖尿病、痛风、高血钾或低血钾症、原发性与继发性淀粉样变性、系统性红斑狼疮、结节性多动脉炎、骨髓瘤、过敏性紫癜、巨球蛋白血症、肝硬化、镇痛药及重金属（铅、镉等）中毒等。

2 肾病变

疾病主要侵犯肾脏，且以肾脏病变为主要表现，如各种慢性肾小球肾炎、肾结石、肾结核、慢性间质性肾炎（包括慢性肾盂肾炎）、遗传性肾炎、髓质囊性病、多囊肾、肾动脉狭窄、肾小管性酸中毒等。

3 下尿路梗阻

如前列腺肿瘤、尿道狭窄、前列腺肥大、神经源性膀胱等，主要表现为膀胱功能失调，容易继发感染而引起肾功能衰竭。

慢性肾衰有哪些临床表现

患者在肾功能不全失代偿期，常表现出轻度疲乏无力，食欲减退，头晕，头痛，夜尿多，尿比重降低和不同程度的贫血等。当进入到慢性肾功能衰竭期（血肌酐≥442微摩／升，即5毫克／分升），则出现各种尿毒症的临床症状，并伴有酸中毒。临床表现分以下几个方面：

1 皮肤与黏膜

皮肤可出现黑色素沉着，血内黑色素细胞激素较正常人高10倍。皮肤上可出现尿素霜，还有患者感觉皮肤瘙痒，严重者抓痕遍身，易继发感染。另外，皮肤与黏膜常有淤斑和化脓性感染等。

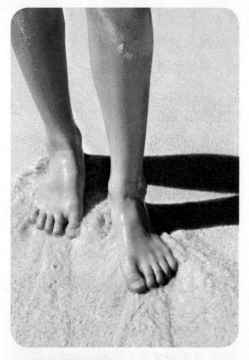

膜刺激的结果。

4 心血管系统

高血压的发生率晚期为60%~100%，血压呈中度升高，产生机制主要为水钠潴留，部分因为肾素升高。尿毒症性心肌病可表现为心力衰竭、心律失常、传导阻滞等，产生机制与长期高血压和贫血造成的心脏负担加重及脂质代谢障碍造成的冠状动脉硬化等综合因素有关。尿毒症性心包炎发生率为20%~40%，患者感到心前区闷痛、刺痛或挤压性疼痛，其中35%左右有心包积液，重者则发展为心包填塞，产生机制与尿毒症毒素有关。

2 呼吸系统

由于贫血及酸中毒，呼吸常稍快及加深，呼气中有氨味。严重患者可出现尿毒症性肺炎，胸片提示以肺门为中心的两侧呈弥漫性较淡阴影，两侧肺底常可听到湿性啰音。临床症状一般不明显，重者可表现为剧烈咳嗽气促。产生机制与水钠潴留及尿毒症毒素使肺部毛细血管通透性增加有关。

5 造血系统

有显著贫血与出血倾向，贫血程度不一，但与患者的血肌酐、血尿素氮呈正相关。贫血产生机制与肾实质损害、促红细胞生成素减少、血中尿毒素缩短红细胞寿命及各种出血倾向引起血液丢失等综合因素有关。出血倾向可表现为牙龈出血、鼻腔出血、皮肤淤斑及胃肠道出血。对此，治疗有一定难度。其产生机制与血小板功能障碍及尿毒症毒素使毛细血管脆性增加有关。

3 消化系统

可出现尿毒症性口腔炎、胃炎、结肠炎的表现，如口腔糜烂，口中有尿味，恶心呕吐，食欲不振，腹泻等，产生机制是由于尿毒症毒素对胃肠黏

6 中枢神经系统

中枢神经系统损害早期可表现为记忆力减退、易疲劳、烦躁失眠，晚期可出现尿毒症性脑病，患者嗜睡、谵语、昏迷或狂躁等。产生机制与血中某些物质如酚类、吲哚类等潴留及酸中毒有关。周围神经病变可表现为肢体麻木、肌无力、肌张力下降等，也与尿毒症毒素的蓄积有关。

此外，慢性肾衰患者还会出现肾性骨病、性腺及免疫功能障碍；尿毒症患者还会出现酸中毒，其产生机制与酸性代谢产物的潴留、氢离子排出下降、氨产生减少和肾小管对重碳酸盐重新吸收障碍有关。

7 水、电解质、酸碱平衡紊乱

水代谢紊乱方面表现为肾浓缩功能下降，每昼夜尿量及尿比重趋于固定，尿比重低，夜尿多。另一方面当肾小球滤过率＜5毫升/分时，尿量减少。电解质紊乱可出现低钠血症，这与长期低盐饮食，长期应用利尿剂，呕吐、腹泻造成的钠丢失等有关。低钾血症的出现与食欲不振，钾摄入减少，呕吐、腹泻引起的钾丢失，长期使用利尿剂又不注意补钾有关。后期患者少尿时钾排出量明显减少，加之酸中毒使细胞内的钾大量散出，而出现高钾血症。当肾小球滤过率下降至30%以下时，就可出现明显血磷升高而血钙降低。血磷升高一般没有什么严重症状，血钙降低时则可出现手足抽搐。

慢性肾衰患者出现恶心、呕吐是消化系统功能失调的表现。由于患者的病情轻重不一，恶心、呕吐的次数和程度也各不相同，但临床上许多患者常向医生诉说，早晨起床时恶心或呕吐会加重，这是什么缘故呢？

肾功能衰竭会造成血尿素氮增高，肠道中细菌的尿素酶将尿素分解为氨，刺激胃肠道黏膜而引起恶心、

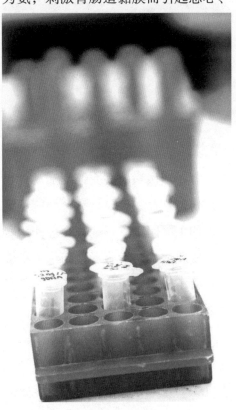

41

呕吐，因而恶心、呕吐加重理应与血尿素氮增高有关。肾功能衰竭时，尿的浓缩功能减退，患者夜尿量很多，由于在夜间丢失大量水分，血液浓缩，因而晨起血尿素氮值相对升高，所以恶心、呕吐现象在晨起加重。

肾衰患者晨起时应多喝水，注意补充水分，使血液不至于浓缩，血尿素氮值保持相对稳定，这样就可以避免晨起恶心或呕吐的加重。

慢性肾衰患者如何保护残存肾功能

大部分的慢性肾功能衰竭患者是由慢性肾炎发展而来。所以，对于慢性肾炎患者残存肾功能的保护，是十分重要的。

第一，应积极控制原发活动病变。原发肾小球疾病的病变继续活动，炎症损伤持续存在，是导致肾功能逐渐衰退的主要因素。正确、合理使用肾上腺皮质激素及细胞毒性药物，积极纠正血小板和脂肪代谢紊乱等，都是必要的措施。

第二，维持血压在正常水平，乃是保护残存肾功能的措施之一。高血压可导致肾小球硬化，一般血压应维持在 18.7 ~ 12.0 千帕（140/90 毫米汞柱）以下。降压治疗，要做到坚持用药、合理用药，切不可因血压降下来就高枕无忧，擅自停药；血压上升再重新服药。因血压波动，对肾功能十分不利。慢性肾炎患者的高血压，多数是因体内水、钠潴留使血容量增加而造成的。大部分患者经休息，限制水、钠摄入及应用利尿剂，即可达到降压目的。另一些患者还需加用心痛定、巯甲丙脯酸等药物。另外，高质量低蛋白、低脂肪饮食，治疗慢性肾炎的并发症，如心脏损害、贫血、感染，及纠正水、电解质紊乱等，均可减缓肾功能损害发展进程。

慢性肾衰的六大并发症

因为是多种病变引发了慢性肾功能衰竭，因此该病一般会有许多并发症。

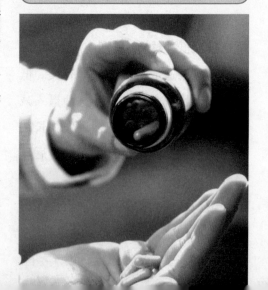

1 心功能衰竭并发症

心功能衰竭是慢性肾功能衰竭的严重并发症和重要死因，慢性肾功能衰竭的心功能衰竭是多种因素作用的结果，心功能衰竭患者感到心悸、气短、乏力，并出现颈静脉怒张、肝肿大及水肿，检查可见心脏扩大、心率加快，甚而出现奔马律。

2 消化系统并发症

慢性肾功能衰竭早期出现的临床表现就是消化系统症状，并且随着病情的进展而逐渐变得明显。慢性肾功能衰竭时，消化道每一部分都有改变。口腔：患者体内分泌的尿素酶作用于唾液中的尿素，产生的氨刺激口腔黏膜，从而引起口腔炎，包括溃疡性口腔炎和非溃疡性口腔炎。食管：患者有全身出血倾向，食管黏膜也常有弥漫性渗血，食管黏膜溃疡可形成食管假性憩室样改变，尿毒症患者有的会发生反流性食管炎。胃及十二指肠：胃部症状往往很突出，也是最早出现的症状之一。常见胃炎和十二指肠炎，多发性溃疡、出血性胃炎也不少见。肠道：多数患者肠黏膜及黏膜下层水肿和出血，有时伴有溃疡及坏死。疾病晚期常出现顽固性腹泻。尿毒症患者的结肠病变可引起严重的并发症。

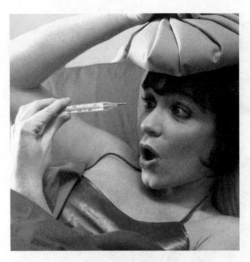

抗酸治疗中应用的氢氧化铝可引起便秘导致大便干结，从而发生结肠梗阻，甚至在乙状结肠等易梗阻部位产生坏死、溃疡和穿孔。慢性肾功能衰竭并发结肠憩室穿孔者并不少见，另外结肠壁出血常因细菌感染而形成溃疡，大多集中在盲肠、升结肠、乙状结肠以及直肠，会导致出血。

3 呼吸道并发症

慢性肾功能衰竭患者由于身体内部环境的紊乱及免疫功能的低下，易受体内外致病因素的影响而发生肺部病变，主要有肺水肿、尿毒症肺、胸膜渗出肺钙化等。

4 高血压并发症

高血压是慢性肾功能衰竭的重要并发症。

出现高血压后会使肾功能的衰退

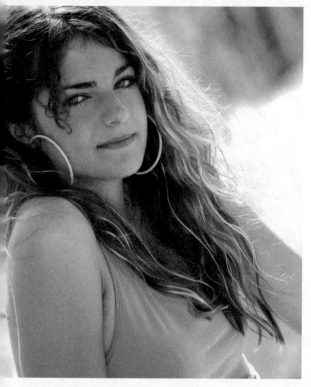

毒症性神经病、透析引起的神经疾病、脑血管意外五大类。

尿毒症性脑病又称肾性脑病，其临床表现主要有以下几个方面：脑衰弱状态；重症精神病症状，包括躁狂状态、抑郁状态、谵妄、幻觉和妄想；意识障碍；扑翼样震颤，手及舌的意向性震颤；肌阵挛；癫痫发作；共济失调，肌肉震颤，手足抽搐等。

尿毒症性神经病一般在肾小球滤过率＜12毫升／分后才发生，临床表现包括：周围神经症状，开始为不安腿综合征，腿部不适，下肢深部发痒、蚁走或刺痛感，傍晚加重，活动或行走时可以缓解；也可表现为烧灼足综合征，足部肿胀或紧缩感、压痛，继而发生肢端感觉异常和灼痛，运动传导速度减慢；颅神经及脑干症状，出现幻嗅、嗅觉倒错、视力减退、视野缺损，最后视力可能完全丧失，即尿毒症性黑蒙，瞳孔散大或缩小，复视，眼球震颤，眩晕，听力低下，面肌力弱，吞咽无力，舌肌力弱等；植物神经症状有瞳孔缩小，唾液稀薄，心动过速或徐缓，多汗，皮肤干燥，进食后呕吐或与饮食无关的晨间呕吐及腹泻、体温失去正常波动等；肌肉病表现为腓肠肌、股部肌肉和足趾屈肌群的痛性痉挛，多在夜间发作。

愈演愈烈，肾功能衰退又使血压进一步升高，造成恶性循环，最后发展为恶性及顽固性高血压，常引起剧烈头痛、呕吐、视力模糊，甚至抽搐等高血压脑病症状。

5 贫血并发症

慢性肾功能衰竭患者均伴有不同程度的贫血，且随着肾功能的衰退，贫血会逐渐加重。

6 神经肌肉系统并发症

神经肌肉系统的并发症对慢性肾功能衰竭患者来说也相当多见，包括尿毒症性脑病、药物性神经损害、尿

慢性肾衰患者出现皮肤瘙痒怎么办

> 由于氮质在体内潴留及由于肾排泄功能减退导致内分泌功能紊乱，使钙质在皮下沉着及继发性甲状旁腺功能亢进，因此很多慢性肾衰患者常常出现皮肤瘙痒，但却没有明显皮损，而且瘙痒常于夜间加剧，影响患者休息，让人十分烦恼。

目前尚无良法对付这种皮肤瘙痒，透析后也只有部分患者可以缓解，患者可外用炉甘石洗剂；也可进行心理疗法，让患者坐位或卧床，心平气和地想象自己处身于一个温暖房间里，房间里很热，皮肤瘙痒部分正对着火炉，越烤越热，很热，已经出汗了，瘙痒部位出了好多汗，瘙痒部位皮肤毛孔全张开了，血液循环在增加，瘙痒部位皮肤变得红润起来，如此半小时后，火炉渐熄，房间温度渐降至一般室温，让患者活动一会，治疗结束。这种疗法效果不错。

此外，还可采用药浴疗法：荆芥30克，防风30克，当归30克，白蒺藜30克，鸡血藤30克，放入暖水瓶中，加沸水焖泡2小时后，倒入浴盆，放入热水，待温度适宜时洗泡瘙痒部位，每次25分钟左右。此疗法效果较好，但洗浴时切勿烫伤皮肤，同时需注意防寒，避免感冒。

慢性肾衰患者出现顽固性呃逆怎么办

> 慢性肾衰患者有时会出现呃逆（俗称打嗝），且发作频繁，性质顽固，使患者非常痛苦。目前尚无特效药治疗肾衰患者出现的顽固性呃逆，但可试用以下方法，常常会收到令人满意的效果。

1 食物疗法

苏子20克，捣碎如泥，加水煎

成浓汁去渣，加粳米 150 克、冰糖适量煮为稀粥，趁热服食，早晚各 1 次。或柿蒂 10 个，刀豆子（打碎）50 克，生姜 5 片，水煮去渣，加红糖适量，每日服 3 次。

2 压膈俞穴

膈俞穴位于人体背部第 7 胸椎旁开 1.5 寸处，按压时可用双手拇指指腹压揉该穴位，以患者感到酸胀为度，注意不可用尖锐之物压硌，因为肾衰患者多有贫血及凝血机制障碍，常出现皮下出血，因此按压时手法宜轻柔。

3 深呼吸法

用一张 8 开纸卷成喇叭状，将喇叭口对捂在口鼻上，开始做深呼吸，如果 5 ～ 10 分钟打嗝不减轻，可换用其他方法。

4 耳穴压豆

取脾、胃、膈、肝、交感穴，将王不留行子用胶布固定于耳穴上，轻轻按压，以耳穴部出现酸痛为度，两耳交替进行。

 名家诊答

慢性肾衰的预后如何？

慢性肾衰是慢性进行性肾功能衰竭，是一个不可逆的变化，预后不佳。据报道，当血肌酐大于 442 微摩／升（5 毫克／毫升）时，进展到终末期尿毒症的时间平均为 10.8 个月，血肌酐越高，发展越快，生存期越短，需要做透析移植的时间越短。一般来说，慢性肾衰的预后与两个因素有关：

一是与基础病因密切相关，如糖尿病的肾衰发展最快，平均为 6 个月，预后最差；多囊肾的肾衰发展较慢，平均为 18 个月；无梗阻的慢性肾盂肾炎的肾衰平均为 14 个月。

二是与诱发因素使病情进展有关，其中心血管系统的并发症预后不好，常可加速死亡。但是倘若在病程中能及时准确地发现和处理有关的可逆性加剧因素，则患者的病情相对能稳定一段时间。

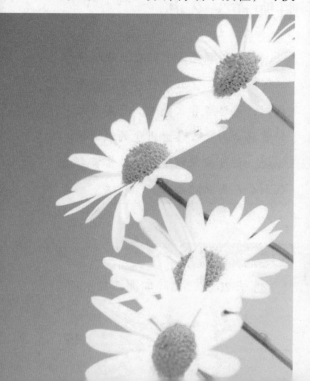

在泌尿系统结核中肾结核是最为常见、最先发生的。以后由肾脏逐渐蔓延至整个泌尿系统，因此肾结核实际上具有代表泌尿系统结石的意义。

肾结核

肾结核有哪些常见症状

肾结核在早期往往无明显症状，只在尿液检查时可发现异常，如尿液呈酸性，含少量蛋白，有红、白细胞，可查到结核杆菌。其常见症状如下：

1 血尿

较为常见，65%左右的患者可出现血尿。血尿可分为肉眼或显微镜下血尿，常与尿频症状并发，多为终末血尿，多由膀胱结核所致。少数病例可由于肾内病变而引起全程肉眼血尿。

2 尿频、尿急、尿痛

80%左右的患者有此症状。肾结核的尿频症状具有发生最早，进行性加重和消退最晚的特点。少数病例可由于输尿管病变导致早期闭塞，结核病变不能延及膀胱，于是不出现尿频、尿急、尿痛等症状。

3 腰痛

肾结核一般无明显腰痛。患侧腰痛常在晚期形成结核性脓肾或病变延及肾周围时出现。并发对侧肾积水时可出现对侧腰痛。

4 全身症状

多不明显，晚期肾结核或合并其他脏器活动性结核时可出现低热、盗汗、消瘦及贫血等症状。

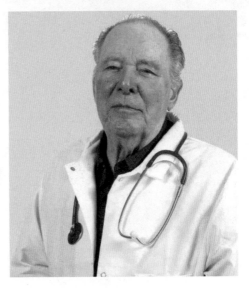

肾结核的治疗方法

1. 全身支持疗法

加强营养、适当休息、日光浴及康复活动。

2. 抗结核药物治疗

应用抗结核药物是治疗泌尿系统结核最重要的措施。早期肾结核，肾盂造影显示病变较轻，或范围局限，正确使用抗结核药物后多能自愈。常用药物为异烟肼、利福平、乙胺丁醇、吡嗪酰胺等。

3. 手术治疗

肾破坏严重或泌尿系统有严重并发症，如输尿管狭窄、膀胱挛缩时，需手术治疗。手术前控制活动结核病灶，手术前至少进行抗结核治疗2周。手术治疗的一般原则是：

（1）无泌尿、男性生殖系统以外的活动性结核病灶。

（2）手术前后使用足够的抗结核药物。

（3）术中应尽量保存肾正常组织。

4. 手术治疗适应证

手术方法根据病变程度和患者全身情况而定，每种方法都各有其适应证。主要包括：

（1）肾切除术：肾结核破坏严重，对侧肾功能正常。如双侧肾结核一侧破坏呈"无功能"，一侧病变较轻，可药物治疗一段时间后切除破坏严重的肾，保留病变较轻的肾继续药物治疗。肾结核对侧肾积水梗阻严重应争取引流解决肾积水，再切除结核病肾。

（2）保留肾组织的肾结核手术：保留的肾组织基本是健康的，输尿管和膀胱功能正常。如结核病灶清除术、部分肾切除术。

（3）挛缩膀胱的手术治疗：治疗必须在结核控制以后。

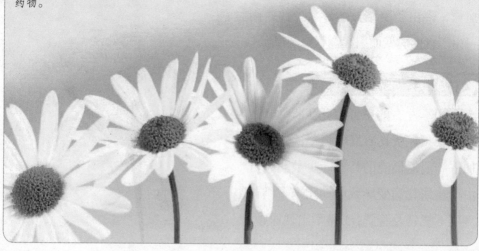

肾结核检查有哪些常用方法

1 尿液检查

尿常规为酸性,有少量蛋白及红、白细胞。无菌性脓尿多为肾结核所致,故尿细菌培养一般为阴性,则肾结核的可能性很大。24 小时尿结核杆菌检查是诊断肾结核的重要方法。如果在尿中查到结核杆菌对诊断肾结核有决定性意义。检查方法有浓缩法抗酸染色检查、结核杆菌培养、豚鼠接种等。目前以浓缩法抗酸染色检查最为常用。

2 B型超声检查

早期无异常发现。肾组织明显破坏时,多出现异常波型并伴有肾体积增大。结核性脓肾则在肾区出现波平段。

3 膀胱镜检查

膀胱黏膜可见充血、水肿、结核结节及溃疡等,以三角区及输尿管口附近为明显。膀胱结核晚期,整个膀胱充血、水肿且呈一片通红。

4 X 线检查

X 线检查在确定肾结核的诊断,明确病变的程度、范围、部位及对侧肾脏情况等方面有决定性意义。肾结核有钙化时可在尿路平片上显示斑点状钙化或全肾钙化阴影。肾结核有尿路造影上的表现,早期肾盏边缘呈鼠咬状;病变进展即可出现肾皮质脓疡和形成空洞,表现为不规则的造影剂充填区;晚期肾结核致肾功能不全或肾自截时表现为肾不显影。输尿管结核表现为边缘粗糙,输尿管僵直或多处狭窄。

5 同位素肾图检查

肾功能减退时表现为排泄延缓,甚至无功能。对侧肾积水时出现梗阻性图形。

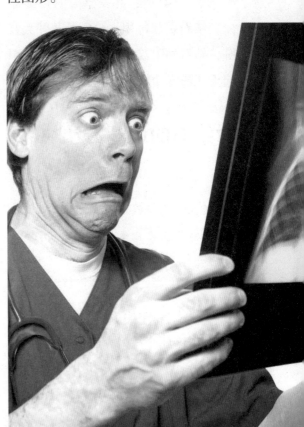

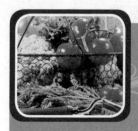

肾结石

肾结石是由于机体内胶体和晶体代谢平衡失调所致，与营养代谢紊乱、感染、尿淤积、泌尿系统异物以及地理气候等因素有关。一般而言男性比女性更易患此症。

肾结石临床表现

（1）疼痛：多出现于上腹或肾区。较大的结石压迫局部摩擦或引起肾积水，可引起隐痛或钝痛，较小的结石在肾盂或肾盏内移动时引起绞痛。

（2）血尿：常是镜下血尿，也可出现肉眼血尿，绞痛后更明显。

（3）其他：并发感染时可显脓尿，结石引起肾积水，可触及肿大肾脏，结石梗阻双侧肾盂出口处，可引起无尿或肾功能不全。

肾结石的诊断方法

肾结石的诊断一般不难。通过病史、临床体检和必要的泌尿系 X 线检查、生化检查等综合分析即可诊断。

（1）病史：仔细询问病史常可获得很有价值的资料，如腹痛的性质、位置和放射的部位等，及腹痛后尿中有无红细胞。肾结石的典型症状是肾绞痛和显微镜下血尿。患者过去有无类似的病史，或有无排出过结石史，是否有各种代谢病史，如痛风、胱氨酸尿、长骨的囊性病变或骨折等，都有助于医生对肾结石的诊断。

（2）体检：肾绞痛不发作时，除患侧脊肋角有轻度叩击痛外，其他无异常。在肾绞痛发作时，患者脊肋角有压痛及局部肌紧张，腹肌放松时可摸到肿大而有压痛的肾脏。大多数没有梗阻的肾结石，体检可完全正常。

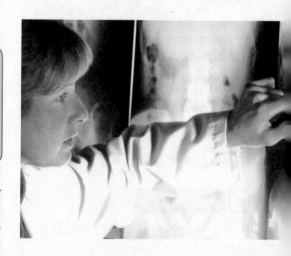

出汗过多——警惕急性肾结石

随着天气越来越热，到医院看病的急性肾结石病患者大增。专家解释，这是由于出汗过多造成的。人体汗液蒸发过多使尿液浓度增高，尿垢沉积后，就容易形成结石；此外，饮过多含有矿物质和硫酸盐的饮料，也会促进结石的形成。

急性结石病一般在凌晨发作，主要有肾结石、膀胱结石、尿道结石等。其症状多为腰腹部剧痛、呕吐、恶心等。预防急性结石病最简单的方法就是每天多饮白开水。

肾结石慢性梗阻伴尿毒症时，常出现贫血、呼吸深长、心律不齐，一些病例腹部可触及肾积液包块。

肾结石患者的日常调理

肾结石的形成多与饮水有关，因此，凡含杂质钙盐过多的水，要净化、煮沸后才能饮用。最好饮用磁化水。平时可用金钱草泡开水当茶饮，有利尿排石、清热利湿、防治尿路感染、预防肾绞痛发作的功效。若嫌磁化水、金钱草水麻烦，饮定量的茶叶水，也有利尿排石的作用。

发生过尿酸结石的患者，动物内脏、鹅肉、沙丁鱼等应少吃。在多喝水预防肾脏疾病的同时，尽量不要憋尿，多喝多尿有助于细菌、致癌物质和易结石物质快速排出体外，减轻肾脏和膀胱受害的机会。对于已患肾结石的患者来说，目前医学界认为，多饮水对保护肾脏、治疗肾结石确有一定作用，但也不能片面理解，应根据患者的具体情况而定。

（1）在高温季节人体排汗增多，为防止尿液过分浓缩，多饮水对预防结石的形成和肾绞痛的发作有一定作用。

（2）对于结石较小的人（包括由于症状轻，自己尚未发现的人），

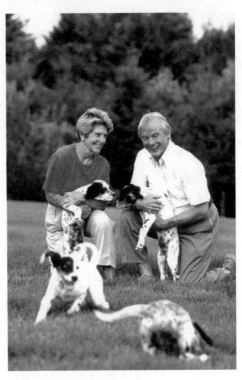

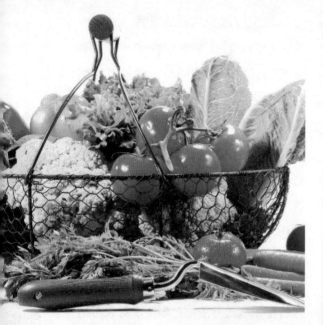

要提倡多饮水，配合药物治疗，以便增加尿量，发挥冲洗尿路的作用，防止沉积，促使细小结石随尿排出。但饮水量应以每天2000毫升为宜，而且要分次饮用，不宜集中。

（3）如结石直径已大于1厘米，造成泌尿系统机械梗阻，或已发生肾积水，或伴有高血压、慢性肾病、严重溃疡及心脏病等，则不宜多饮水，否则会加重梗阻或诱发其他疾病急性发作。

在遗传上容易产生尿道结石的人，更要养成多喝水的习惯，并注重均衡饮食，对一些含草酸量高的食物，如橙汁、可可、菠菜、杏仁、腰果及葡萄干等都要少吃。

肾结石患者，在饮食上还要注意

健★康★早★知★道

肾结石患者晚间喝牛奶要不得

近年来，晚间喝牛奶的人越来越多，原因在于牛奶中含有色氨酸，能有助于睡眠。这种做法对一般人来说无疑是适宜的，但对有肾结石或已治愈的人来说，就另当别论了。

肾结石绝大多数为草酸钙成分组成。过量摄入动物蛋白及奶制品能显著增加尿中钙、草酸的含量，造成肾结石的形成和复发。晚间，正好是结石成分排泄的高峰期，如果这个时间喝牛奶，牛奶中含钙量高，而饮牛奶后2～3小时，正是钙通过肾脏排除的高峰，如此时正处于睡眠状态，尿液浓缩，钙通过肾脏较多，易形成结石。

因此，在这个时间最好不要喝牛奶。以临睡前饮水500毫升，起床排尿后再饮水200毫升为宜。日常每天分时多次饮水，以保证尿量在2500～2800毫升左右，这对预防肾结石也是有好处的。

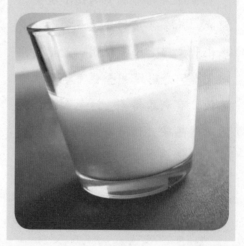

少吃菠菜、杨梅、番茄、可可、巧克力、胡椒、土豆、辣椒等容易酿生湿热、促使杂质在尿中沉积的食品；对含钙高的如牛奶、奶酪，以及含磷高的肥肉、蛋黄等食品，也应控制。若经化验检查，属于酸性结石，可多吃青菜、萝卜等蔬菜，使尿液碱化；若为碱性结石可适当多吃肉类，使尿液酸化；若属草酸胺尿石，常吃核桃仁。

肾结石患者，可叫家人轻轻拍打肾区；输尿管结石患者，应自行多作跳跃运动，以促使尿石下移；膀胱结石患者，应憋尿后用力排尿，以利结石排出。

怎样预防肾结石形成和复发

肾结石是一种比较容易复发的疾病，尤其在动过肾脏手术后，复发的病例很多，因此了解预防该病复发的办法无疑很重要。

据统计，约有50％的肾结石患者可反复发作，再次形成新的肾结石。现介绍几种预防结石形成和复发的自我保健疗法。

1 大量饮水

最简单、最有效的办法是大量饮水，增加尿量，这适合于各类结石的预防。因为水的摄取可稀释尿中盐类的浓度，既能减少其沉淀的机会，又可促使小结石的排出。一般认为，要预防新结石的形成，需要保持2倍于正常人的饮水量，每日尿量应在2升以上。

2 多吃核桃

核桃仁入肺、肾经，善补命门，利三焦，且有温肺、润燥养血、强腰补肾和排石之功效。《医学衷中参西录》："胡桃……其性又能消坚开瘀，治心腹疼痛，砂淋、石淋堵塞作痛。"每天睡前吃3个核桃，对肾结石、胆结石、膀胱结石的治疗大有裨益。

3 锻炼疗法

（1）拍打两肾：取站式，上身前倾，用两手掌分别拍打左右两肾，每天早晨起床后，拍打60～100下。

（2）拍打肚脐和命门：取站式，两手掌同时拍打肚脐和命门（肚脐正对之腰部），左右手交替进行，每天早起后，左右手各拍打60～100下。

（3）搓两肾：睡前或每天做完拍打后，先搓热两掌，用两掌搓两肾（掌心应贴皮肤）60～100下。

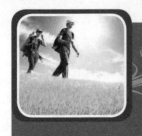

肾功能不全

肾功能不全是由多种因素引起的肾小球严重破坏，导致机体在排泄代谢废物和调节水电解质、酸碱平衡等方面出现紊乱的临床综合症候群。

慢性肾功能不全指什么

如果在失代偿阶段中的早中期，血中肌酐水平＞177微摩／升（2毫克／分升），而＜442微摩／升（5毫克／分升）。由于氮质血症程度较轻，病情不如慢性肾衰期重，在这一时期如能积极调治，特别是运用中医中药，则能取得明显效果，延缓终末期的到来。千万不能采取消极等待的方法任其进展。同时应该指出的是这一阶段医生和患者应密切配合，避免感染、尿路梗阻、严重的高血压、高蛋白质食物、细胞外液缺失、肾毒性药物等诸种加剧病情恶化的因素，只有这样才能使患者病情缓解，从而延长生存期。

各种肾病发展恶化最终会导致慢性肾功能不全，患者多有肾病史，但是也有一部分患者由于感冒或劳累

后，出现乏力、恶心或上腹部不适、水肿等，去医院诊查时才发现是慢性肾功能不全。因此，在没有明显肾病病史时，常不易发现该病。

慢性肾功能不全、有肾病史者，由于经常检查肾功能，所以常引起人们的警惕。在原发疾病的基础上出现头晕、贫血、恶心、呕吐、水肿、尿量减少、夜尿频多、皮肤瘙痒、心慌，有其他并发症时则有相关症状。由此可见，慢性肾功能不全临床表现也是

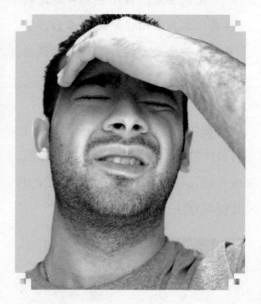

多种多样的，不能一概而论。

肾功能不全与其他相似症有何区别

目前对肾功能不全的阐释术语繁多，各家的概念也不完全一样。有人把肾衰竭和肾功能不全等同，也有人把肾衰竭和氮质血症、尿毒症等同。

实际上，氮质血症是生化学名词，只要是血中尿素氮或肌酐超出正常范围，不论是何种原因引起的，均可称为氮质血症。终末期肾脏疾病是病理解剖学名词，也称萎缩肾，其肾小球、肾小管已经大部分或全部遭到破坏，肾脏已失去生理功能。有人把慢性肾功能不全概括为慢性肾脏疾病的全部过程，即从肾功能开始受损到完全衰竭，也就是包括肾脏尚有代偿能力到机能完全丧失的各个阶段；也有人把肾脏的代偿能力已受到损害到完全丧失称为肾功能不全。尿毒症一词最早是用来描述肾衰竭的综合征候群，当时认为是由于尿潴留在血中而引起的中毒，以后逐渐认识到尿毒症是肾脏疾病终末期的表现，其发生机理并不是尿潴留在血中。

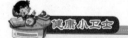

乐观心态是病魔的克星

有这样一组问题，不同的回答可以预示出肾病患者将来的康复情况。比如有人问起你对"我相信自己一定能够战胜疾病！""对未来充满向往，也定了很多计划"或者"得上这病就是大半截已经埋进黄土了""日子怎么这么难熬呀？"一类的问题同意与否的时候，你会如何回答呢？同意与否揭示了每个肾病患者的生活态度是乐观还是悲观。而且，这还不仅仅是个态度问题。医学研究发现，它还决定了一个人会不会因所患的肾脏疾病而死。经过多年的调查研究，科学家发现对生活表现出积极乐观态度的肾病患者不容易死亡。研究还发现，乐观的肾病患者具有许多共性，例如，受教育程度高、不独居、精神状态好、每天适量活动、日子过得充实等。

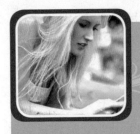

尿毒症

现代医学认为尿毒症不是一种独立的疾病，而是肾功能丧失后，机体内部生化过程紊乱而产生的一系列复杂的综合征。

尿量异常如何辨识

在人正常的生理过程中，每人每天的尿量都不会完全相同，造成这种差异的因素有很多，像运动、饮水、出汗、气候、温度等情况均可影响尿量的变化。成人每日总尿量在 1～2 升，儿童按每千克体重计算尿量与成人相比多 3～4 倍。白天尿量比夜间多。尿量的多少与肾血流量、肾小球滤过率以及肾小管的重新吸收能力均有关。尿量过少或过多都是异常现象，应积极查找原因，进行及时诊治。

1 多 尿

成人 1 天（24 小时）尿量超过 2.5 升者称为多尿。暂时性多尿见于饮水过多或充血性心力衰竭水肿患者应用利尿剂后。病理性多尿见于：

（1）内分泌功能障碍，如尿崩症、糖尿病、原发性甲状旁腺机能亢进及原发性醛固酮增多症。

（2）肾脏疾病，如慢性肾盂肾炎、慢性肾炎后期、急性肾衰竭、高血压肾病、慢性肾小管功能不全、失钾性肾病、高血钙性肾病等。

（3）精神性多尿，常伴有次数增多。

2 少 尿

成人 1 天（24 小时）尿量少于 400 毫升或每小时尿量少于 18 毫升

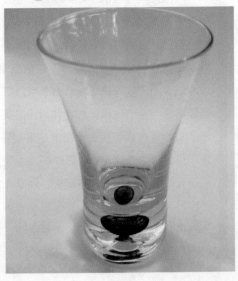

称为少尿，24 小时总尿量少于 100 毫升称无尿或尿闭。超过 24 小时的少尿，特别是无尿现象，应引起重视，积极诊治。其原因可分为：

（1）肾前性：见于各种原因所致的休克、严重脱水或电解质紊乱、心力衰竭、肾动脉栓塞及肿瘤压迫等。

（2）肾性：如急性肾小球肾炎、慢性肾炎急性发作、急性肾功能不全少尿期、各种慢性疾病所致肾功能不全等。

（3）肾后性：各种原因所致的尿路梗阻。

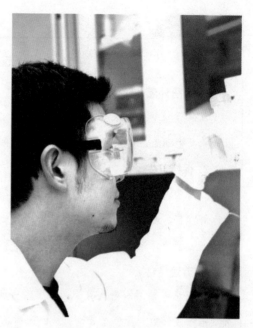

什么叫尿色异常

大家都知道，正常尿液应该是无色透明的，不过它的颜色会随着尿液中的尿色素、尿胆原、卟啉、尿胆红素及其他色素含量的改变而变化，而且，尿液色泽的深浅和尿量及体内代谢有关。常见的尿色异常及可能出现的疾病分述如下。

1 黄褐色

可见于黄疸胆红素尿，即尿中含有大量直接胆红素所致，振荡后泡沫亦呈黄色。服用大黄、维生素 B_2 等

药物也可使尿液呈黄褐色。有大量尿酸盐沉淀的尿液呈黄褐色、红棕色，可在冷天小儿尿中出现。

2 红 色

可能是血尿和血红蛋白尿。每升尿液含血细胞超过 1 毫升，尿液可呈棕红色洗肉水样，称为肉眼血尿。卟啉症尿中存在尿卟啉，放置后可呈红色。服用酚酞后尿液呈粉红色。服用汞溴红以及某些食用色素后，尿液也可呈红色。血红蛋白尿呈红色或褐红色。

3 橘黄色

多见于失水或高热，或直接尿胆素过多。

急性肾炎调护与预防

1. 预防外感

注意气候变化，及时增减衣服，防止受凉；应避免或尽量少去人群密集的场所，以避免发生感染，加重病情，一旦发生感染后应及早就医。

2. 保持卫生

注意个人卫生，肾炎患者保持皮肤清洁极为重要。若皮肤不洁，又继发疮疖，可使水肿加重，故要经常用温水擦洗，不要用酒精或肥皂。剪短指甲，以免抓破皮肤。保持衣服干净，勤换衣服，保持床铺被褥整洁、干燥、平整。

3. 劳逸结合

肾炎患者肾阴阳精气有不同程度的虚弱，应避免过劳，若房劳后更伤肾，使肾病缠绵难愈或加重。肾炎患者适当地卧床休息可以增加肾脏的供血，有利于肾病的恢复。

4. 精神调养

急性肾炎病程较长，特别是镜下血尿，持续时间迁延数月至一两年，患者常有忧虑、恐惧、急躁等情绪表现，对治疗缺乏信心。患者应了解病情，科学对待，积极配合治疗。

5. 饮食注意

患者如脾胃呆滞，属阳虚水停、中焦受困，则应给予清淡饮食，不要因强调营养而给予肥腻之品，以免重伤脾胃，影响治疗效果。若为偏阳虚者，则饮食可以适当偏温，汤药宜热用，增强药力。

6. 用药注意

肾炎患者，要谨慎用药，以防药物伤肾，如卡那霉素、庆大霉素、多黏霉素等药物对肾脏有损害，中药川木通等也可对肾脏造成伤害，应注意避免使用。服药时应少量多次，频频饮下，有恶心、呕吐时，可用生姜擦舌，以和胃降逆。

---

4 暗褐色、酱油色或褐色

见于酸性血尿、酸性血红蛋白尿，也见于尿黑酸尿和酚、木榴油、水杨酸中毒的尿液。

5 黑 色

广泛性黑素瘤及慢性肾上腺皮质功能不全所致皮肤变黑患者，尿中黑素增多，尿可呈浅黑色。酪氨酸代谢有缺陷时，尿中含有多量尿黑酸，放置后也会呈黑色。

6 乳白色

见于乳糜尿、脓尿、含磷酸盐沉淀尿。

7 蓝 色

见于含美蓝的尿液。

8 绿 色

见于服亚甲蓝、靛玉红后。胆红素尿放置过久，氧化为胆绿素时也可使尿液变绿。

9 无 色

常见于糖尿病、尿崩症、肾萎缩、多囊肾等病。

★ **专家提醒**

尿色异常如何挂号就诊

1．泌尿外科

尿呈红色或乳白色、黑色，伴有或不伴有疼痛者，均应到泌尿外科就诊。

2．普通外科

尿呈黄色或黄褐色，伴有右上腹阵痛或呕吐、发热者，应挂普通外科。

3．肝炎科

尿呈深黄或黄褐色，伴有皮肤发黄、腹胀、厌油等临床表现，应到肝炎科就诊。

4．血液科

尿呈黑色，伴有乏力、头晕、皮肤苍白或有输血史的患者，应挂血液科。

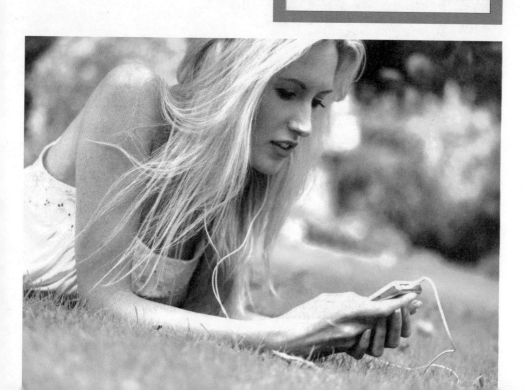

肉眼血尿和镜下血尿分别指什么

> 肉眼血尿是指用肉眼观察尿中有明显血液者，在酸性尿中可呈红棕色或棕色、咖啡色或红茶色，若出血呈活动性或为高浓度碱性尿，可呈鲜红色。特别是天气寒冷时出现，可在显微镜下找到结晶。

镜下血尿是指肉眼观察尿色正常，但在显微镜下观察可发现尿红细胞数超过正常，其诊断标准为：

第一，新鲜排尿直接涂片镜检，每高倍镜视野红细胞＞1个。

第二，尿沉渣镜检，每高倍镜视野红细胞＞3个。

第三，1小时尿红细胞大于10万个。

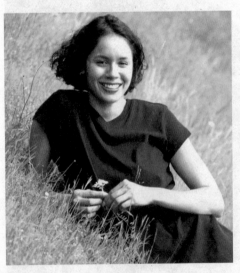

第四，12小时艾迪计数红细胞＞50万个。符合上述任何一条即可诊断镜下血尿。

什么是尿毒症

尿毒症是肾功能衰竭晚期所发生的一系列症状的总称。慢性肾功能衰竭症状主要体现为有害物质积累引起的中毒和肾脏激素减少发生的贫血性骨病。早期最常见的是恶心、呕吐、食欲减退等消化道症状。进入晚期尿毒症阶段后，全身系统都会受累，出现心力衰竭、精神异常、昏迷等严重情况，危及生命。过去认为尿毒症是不治之症，现在开展了透析方法及肾移植手术，使尿毒症患者的寿命得以明显延长。

尿毒症的临床表现有哪些

> 在尿毒症期，除上述水、电解质、酸碱平衡紊乱，贫血、出血倾向、高血压等进一步加重外，还可出现各器官系统功能障碍以及物质代谢障碍所引起的临床表现，兹分述如下。

1 神经系统症状

神经系统的症状是尿毒症的主要

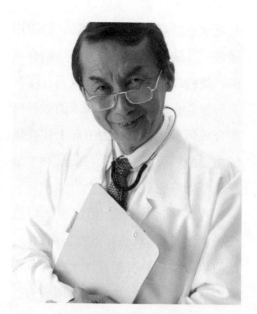

素酶将尿素分解为氨，氨刺激胃肠道黏膜引起炎症和多发性表浅性小溃疡等有关。患者常并发胃肠道出血。此外恶心、呕吐也与中枢神经系统的功能障碍有关。

3　心血管系统症状

慢性肾功能衰竭者由于肾性高血压、酸中毒、高钾血症、钠水潴留、贫血及毒性物质等的作用，可发生心力衰竭，心律失常和心肌受损等。由于尿素（可能还有尿酸）的刺激作用，还可发生无菌性心包炎，患者有心前区疼痛；体检时听到心包摩擦音。严重时心包腔中有纤维素及血性渗出物出现。

4　呼吸系统症状

酸中毒时患者呼吸慢而深，严重时可听到酸中毒的特殊性呼吸。患者呼出的气体有尿味，这是由于细菌分解唾液中的尿素形成氨的缘故。严重患者可出现肺水肿、纤维素性胸膜炎或肺钙化等病变，肺水肿与心力衰竭、低蛋白血症、钠水潴留等因素的作用有关。纤维素性胸膜炎是尿素刺激引起的炎症；肺钙化是磷酸钙在肺组织内沉积所致。

5　皮肤症状

皮肤瘙痒是尿毒症患者常见的症

症状。在尿毒症早期，患者往往有头昏、头痛、乏力、理解力及记忆力减退等症状。随着病情的加重可出现烦躁不安、肌肉颤动、抽搐，最后可发展到表情淡漠、嗜睡和昏迷。这些症状的发生与下列因素有关：

（1）某些毒性物质的蓄积可能引起神经细胞变性；

（2）电解质和酸碱平衡紊乱；

（3）肾性高血压所致的脑血管痉挛，缺氧和毛细血管通透性增高，可引起脑神经细胞变性和脑水肿。

2　消化系统症状

尿毒症患者消化系统的最早症状是食欲不振或消化不良；病情加重时可出现厌食、恶心、呕吐或腹泻。这些症状的发生可能与肠道内细菌的尿

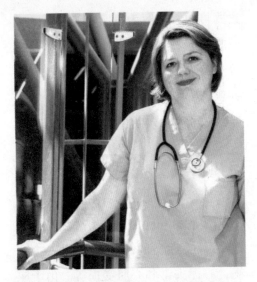

状，可能是毒性物质对皮肤感受器的刺激引起的；有人则认为与继发性甲状旁腺功能亢进有关，因为切除甲状旁腺后，能立即解除这一痛苦的症状。此外，患者皮肤干燥、脱屑并呈黄褐色。皮肤颜色的改变，以前认为是尿色素增多之故，但后经证实为皮肤黑色素。在皮肤暴露部位，轻微挫伤即可引起皮肤淤斑。由于汗液中含有较高浓度的尿素，因此在汗腺开口处有尿素的白色结晶，称为尿素霜。

6 物质代谢障碍

（1）糖耐量降低。尿毒症患者对糖的耐量降低，其葡萄糖耐量曲线与轻度糖尿病患者相似，但这种变化对外源性胰岛素不敏感。造成糖耐量降低的机制可能为：①胰岛素分泌减少；②尿毒症时由于生长激素的分泌

基础水平增高，故拮抗胰岛素的作用加强；③胰岛素与靶细胞受体结合障碍，使胰岛素的作用有所减弱；④有关肝糖原合成酶的活性降低而致肝糖原合成障碍。目前认为引起上述变化的主要原因可能是尿素、肌酐和中分子量毒物等的毒性作用。

（2）负氮平衡。负氮平衡可造成患者消瘦、恶病质和低白蛋白血症。低白蛋白血症是引起肾性水肿的重要原因之一。引起负氮平衡的因素有：①患者摄入蛋白质受限制或因厌食、恶心和呕吐而致蛋白质摄入减少；②某些物质如甲基胍可使组织蛋白分解代谢加强；③合并感染时可导致蛋白分解增强；④因出血而致蛋白丢失；⑤随尿丢失一定量的蛋白质等。

尿毒症时大量尿素可由血液渗入肠腔。肠腔细菌可将尿素分解而释放出氨，氨被血液运送到肝脏后，可再合成尿素，也可合成非必需氨基酸，后者对机体是有利的。因此有人认为，尿毒症患者蛋白质的摄入量可低于正常人，甚至低于每天20克即可维持氮平衡，但必须给予营养价值较高的蛋白质，即含必需氨基酸丰富的营养物质。

近年来有人认为，为了维持尿毒症患者的氮平衡，蛋白质摄入量应与

正常人没有明显差异；而且认为，单纯为了追求血液尿素氮的降低而过分限制蛋白质的摄入量，可使自身蛋白质消耗过多，因而对患者有害而无益。

尿毒症病因和发病机制

> 尿毒症时含氮代谢产物和其他毒性物质不能排出而在体内蓄积，除造成水、电解质和酸碱平衡紊乱外，并可引起多个器官和系统的病变。

1 消化系统

体内堆积的尿素排入消化道，在肠内经细菌尿素酶的作用形成氨，可刺激胃肠黏膜引起纤维素性炎症，甚至形成溃疡和出血。病变范围广，从口腔、食管直至直肠都可受累。以尿毒性食管炎、胃炎和结肠炎较为常见。患者常有恶心、呕吐、腹痛、腹泻、便血等症状。

2 心、肺病变

水钠潴留、肾缺血、肾素分泌增加引起的高血压，长期作用于心可引起心力衰竭。血液内尿素过高渗入心包和胸膜，可引起纤维素性心包炎和纤维素性胸膜炎，听诊时可听到心包和胸膜摩擦音。心力衰竭可引起肺水肿。血尿素从呼吸道排出可引起呼吸道炎症，有时沿肺泡壁可有透明膜形成；肺毛细血管通透性增加，肺泡腔内有大量纤维蛋白及单核细胞渗出，很少中性粒细胞，称为尿毒症性肺炎。

3 造血系统

主要改变为贫血和出血。贫血原因：

（1）严重肾组织损害时促红细胞生成素产生不足。

（2）体内蓄积的代谢产物，有些如酚及其衍生物可抑制骨髓的造血功能。另一些毒物如胍及其衍生物可缩短红细胞生存期，加速红细胞破坏并可引起溶血。

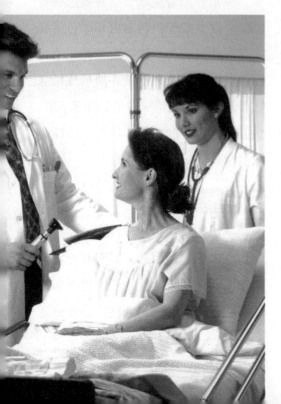

（3）转铁蛋白从尿中丧失过多，造成体内铁的运输障碍。

尿毒症患者常有出血倾向，表现为牙龈出血、鼻衄、消化道出血等。出血的原因：

（1）毒性物质抑制骨髓，血小板生成减少。

（2）有些患者血小板数量并不减少，却有出血倾向。这可能是由于血液内胍类毒性物质造成血小板功能障碍，使血小板凝聚力减弱和释放血小板第Ⅲ因子的作用降低所致。

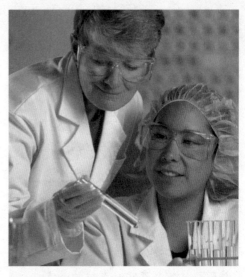

4 骨骼系统

尿毒症时常有低血钙。这可能由于：

（1）肾排泄磷酸盐功能下降，故血中磷酸盐浓度升高，钙浓度下降。

（2）体内蓄积的磷酸盐在肠内与食入的钙结合成不溶解的磷酸钙，使钙吸收减少，排出增多。

（3）1,25-二羟胆钙化醇是维生素D在肠道内促进钙吸收的活动形式，在肾内合成。慢性肾疾病时，1,25-二羟胆钙化醇合成发生障碍，致小肠的钙吸收不良，引起低血钙。

长期尿毒症时血钙减少可引起甲状旁腺功能亢进，因而引起骨组织普遍脱钙，称为肾性骨营养不良，其形态与骨软化和囊状纤维性骨炎相似。临床上使用1,25-二羟胆钙化醇及其类似药物治疗这些与肾疾病有关的钙代谢障碍效果很好。

5 皮肤

尿毒症患者皮肤常呈灰黄色并有瘙痒，皮肤的颜色与贫血和尿色素在皮肤内积聚有关。体内蓄积的尿素可通过汗腺排出，在皮肤表面形成结晶状粉末称为尿素霜，常见于面部、鼻、颊等处。瘙痒的原因不清楚，可能与尿素对神经末梢的刺激有关。

6 神经系统

脑组织中大量尿素沉积，渗透压增高，可引起脑水肿，有时有点状出血和小软化灶。毒性物质并可损伤神经细胞引起神经细胞变性，血管通透性增高加重脑水肿。尿毒症晚期患者可出现昏睡、抽搐、木僵、昏迷等症状。

有些患者可有周围神经的症状和感觉异常、四肢麻木、烧灼感等。其发生原因还不清楚，可能与甲基胍的含量增高有关。

引起尿毒症的毒性物质尚未完全明了。虽然血尿素含量多少可反映尿毒症的严重程度，但除尿素外，其他代谢产物和毒性物质如甲基胍也有重要作用。尿毒症的发生不是某一种毒素单独作用引起，而是多种因素综合作用的结果。

尿毒症治疗的最佳时期

各种慢性肾脏病发展到后期均可能引起肾功能损害，称为慢性肾衰竭，尿毒症是其后期阶段。因此，尿毒症的防治必须有一个整体的计划：对于各种早期慢性肾脏病，应该积极治疗以防止肾功能损害的出现；一旦已有肾功能损害，应积极保护肾功能，以防止或延迟尿毒症的出现；而发展到了尿毒症，则应把握合适的透析和肾移植时机，积极治疗慢性肾病，杜绝尿毒症的根源。大多数慢性肾脏病，如不积极治疗，多会引起慢性肾衰竭。

一方面慢性肾小球肾炎和肾盂肾炎、多囊肾等可引起尿毒症，不少人认为慢性肾炎药物治疗效果差或不需要药物治疗，实际上目前一些新的治疗方法或药物对慢性肾炎有较好效果。

另一方面糖尿病、高血压、红斑狼疮和狼疮性肾炎、高尿酸血症和痛风等已经成为尿毒症的常见原因，需要引起大家的足够重视，在这些疾病的治疗过程中必须注意肾脏情况，保护肾脏功能，防止或延缓尿毒症的出现。下列措施有明确的肾脏保护作用，应在有经验的专科医生指导下正确应用：适当限制饮食中的蛋白质；理想

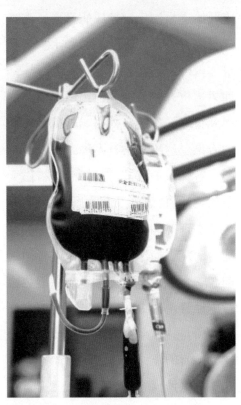

控制高血压，并应用特殊药物有效降低肾脏内血压；纠正贫血、控制糖尿病、治疗高脂血症和高尿酸血症及痛风；避免应用肾毒性药物；防治各种感染。一些中药的肾毒性应引起足够重视。肾功能减退越慢，开始透析也越晚，治疗费用就可以明显减少。防治心脑血管并发症，提高生活质量。慢性肾脏病时高血压、冠心病、心力衰竭、血管硬化、中风等十分常见，所以，患者在早期就应作全面检查，及时处理。把握最佳透析时机，当内生肌酐清除率下降到15毫升/分（肾脏功能约为正常的15%）以下时，应开始透析治疗，糖尿病患者还需略提早。否则，大量的毒素和水积聚在身体内可引起严重的心脏病、中风等。如果透析开始太晚，上述情况就不能得到很好的控制，并影响日后肾移植的效果。透析方法有多种，患者应有所了解，医护人员可对何时透析做大概的估计，使患者及其家属做好准备，包括心理准备，从而能在最大程度上配合治疗。如作血液透析，则必须提前3～4个月作内瘘手术，以避免血管内插管，减少败血症机会。尿毒症的防治是一项系统工程，只要正确对待，及时治疗，有效预防和治疗尿毒症是可以做到的。

健康透视

憋尿——易致尿毒症

尿是肾脏代谢的产物，肾脏以产生尿的方式调节人体内多余的水分，排泄体内新陈代谢所产生的代谢废物和毒物。每天饮食以及体内代谢所产生的水，在体内随血液流动进入肾脏。肾脏内有许许多多名叫肾小球的"过滤器"。肾小球专门过滤水分和代谢废物。当血液流入"过滤器"后，血液中多余的水分连同体内的代谢废物一起过滤出来形成尿。尿通过输尿管进入膀胱贮存起来，达到一定量时，便会产生排尿感，通常情况下成年人每24小时产生的尿量是1000～2000毫升。

尿是人体的代谢产物，其中大部分是人体所不需要的，它不断地形成，如果憋尿的话，潴留在膀胱中的尿会越来越多，膀胱增大，导致膀胱肌肉因扩张而损伤。有人憋尿一段时间后，即使排出还会自觉小腹胀痛，这便是膀胱扩张后未完全收缩的缘故。另外，憋尿过久，膀胱内的压力增大，势必损伤肾脏排泄废物的代谢功能，使水和代谢废物在人体内堆积起来，造成尿毒症，引起肾功能衰竭，危及生命。

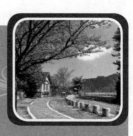

调养与预防

本节中将详细介绍各种肾病的调养和防治措施，希望能对广大肾病患者有所助益。

伤肾的几种行为

（1）饮酒：酒精中的杂醇油和亚硝胺可使肾脏组织变性和致癌，因此肾病患者应滴酒不沾，以免肝肾受损。

（2）吸烟：烟草含多种有害物质，能损害肝肾功能，抑制肾单位修复，因此肾病患者必须决意戒烟。

（3）恼怒：祖国医学认为，郁怒伤肝，肝气郁结不伸，导致解毒、排毒功能转化到肾脏，加重肾脏的负担，易成积癖，因此恼怒为肾病的大敌。

（4）过劳：肾为人体重要代谢器官，肾病患者，肾功能失常，营养失调，故疲乏无力，需要多休息。

（5）焦虑：肾病（特别是尿毒症患者），久治不愈，常使人焦虑，使大脑皮层高度紧张，对肾病（尤其是女性患者）康复极为不利。

（6）悲观：肾炎、尿毒症患者一旦对治疗失去信心，病情就越发难以控制。因此，患者要乐观、豁达、增强信心。

（7）乱用补药：膳食平衡是保持身体健康的基本条件，如滋补不当，打破平衡，会影响健康，因此要慎用补药。

（8）生活不规律：十分病七分养，因此充足的睡眠，合理的营养，规律的生活，对肾病患者至关重要，节制房事，树立保护肾精就是保护生命的意识。

（9）滥用激素类化学药物：是

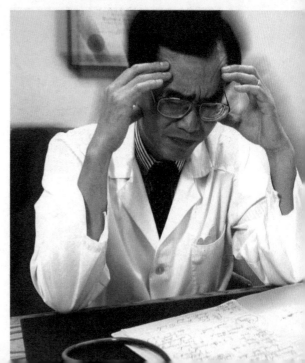

药三分毒，药物对肝肾多有损害，肾病患者一定要在专科医生指导下合理服用中药，并应在早期接受系统、正规、科学的治疗。

（10）乱投医：不可轻信江湖游医，以免病未治好，钱未少花，耽误病情，追悔莫及。

（11）作肾穿：肾穿不是一种治病手段，对患者没有任何好处，反而加重了对肾脏的打击，不利于肾病早愈。

（12）草率选择透析甚至换肾：很多急性肾衰或血肌酐、尿素氮并不太高的慢性肾功能不全、肾衰、尿毒症患者选择服用中药是完全可以治愈的；相反如果草率地选择透析，那么，肾脏就会越来越萎缩，路越走越窄，最后钱花光了，人也

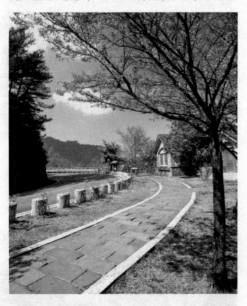

不行了。临床实践证明，少数尿毒症患者认为有钱可以换肾，但换肾后的强烈不良反应和不适应证及排斥反应，令多数换肾者难以存活五年以上。故换肾更要慎之又慎。

补肾的最佳季节和方法

春意盎然，世间万物都在阳光、雨露的庇护下，抵御隆冬的余寒，茁壮成长。春天也就成了补肾的最佳季节：一则增强体质，防止冬春交替之际多种慢性疾病，比如老慢支、哮喘病加重或复发。二则补肾壮阳，改善神疲乏力，夜尿频多的老毛病。

1 春季进补

春季进补，具体落实到某个人，就有其十分独特之处。因为不同的人在一年中的消耗量不同，而且人的遗传特点不同，生来就有高矮胖瘦之别，强壮虚弱之异，体质亦表现出寒热、阴阳、虚实的多样性。另外，人分老幼、男女、有病无病、大病小病、有邪无邪，如果不加区别，一律给予同一种补品，即使对大多数人十分有益，但对不少人也会适得其反。所以重要

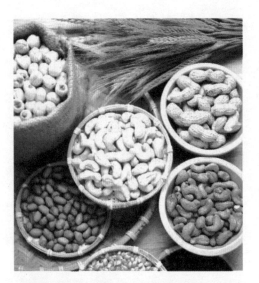

的是仔细区分每个人的具体特点，准确地了解患者是阳虚还是阴虚，寒体还是热体，确定是补心、补肺还是补肝脾、补肾，这就是中医的辨证施补。一般来说，春季也是人体阴阳交替的季节，很多传染性疾病、流感、慢性疾病，往往在这期间发生，所以这一时期，增强体质至关重要，而肾为人体阴阳之根，健康之本，所以补肾壮阳实为初春强身健体的上上之策。

2 操之过急要不得

许多肾虚患者总认为，只要吃几盒药，性功能就可以恢复正常。于是，有的人"打一枪换一个地方"，走马灯似的吃了很多种药，结果是时间和钞票都花费了不少，性功能障碍却无明显改善。还有的人非常赞同医生的分析，但到最后仍要求医生配一点"仙丹妙药"。造成这些问题的原因，一是患者对性功能障碍的特殊性缺乏了解；二是过分急于求成，希望一蹴而就，反而得不到系统的治疗。专家认为，补肾壮阳只要坚持科学用药，绝大多数是有效的。

3 壮阳的方法

治疗男性性功能障碍绝对不能急功近利，更不能胡乱用药。中医认为，男性性功能障碍是男性肾虚的重要表现，科学补肾是壮阳的基本手段。

目前，医药界推出"三步壮阳"理论，真正从男性身体机制入手，科学补肾，逐步壮阳，不但避免了速效壮阳所引起的虚火暴亢，还使壮阳效果更加持久。

第一步，补肾生精。严格按照中医"肾藏精""肾为性命之本"观点，益髓填精，全方位调理肾功能。为生命各项运动打下坚实基础。

第二步，壮阳生力。由于肾虚得到改善、治疗，机体精血充盈、精气旺盛，达到有效改善性功能、治疗阳痿、早泄等病症。

第三步，强健身体。肾气旺，精气足，人体免疫力增强，身体强健，活力无限，可持久稳定保持补肾壮阳效果。

从哪些方面进行肾病护理最有效

> 俗话说是福不是祸，是祸躲不过；又说是兵来将挡，水来土掩。有病并不可怕，只要认真护理，及时适当地治疗，一般的疾病大都可以治愈。如果不幸罹患了肾脏疾病，一旦转入慢性，疗程和恢复期都是比较长的，无论是住医院治疗还是回家休养，护理工作都是非常重要的。

1 体育锻炼

患者在平时应加强体育锻炼，做些适合自己身体状况的运动。但不可盲目的增加运动量，以免加重病情。

2 保持清洁

在肾病治疗期间，各方面的清洁卫生万万不可忽视。

（1）肌体卫生：如果征得医生许可沐浴，就寝前应稍稍沐浴，不但能保持身体的清洁，还能促进血液循环，容易入眠。未获医生许可沐浴的人，在气温暖和的下午或在室温18℃以上的室内，可用温水擦拭全身，然后尽快穿上衣服，以防止体热的散发。此外，也可在就寝前把脚浸泡在热水之中，可兼收清洁和保暖的效果，使人容易入眠。

当肾病患者出现水肿时，皮肤的状况极为不佳，所以容易受伤，此时应经常修剪指甲以保持清洁。而且为防止生压疮（褥疮），被褥的厚度必须平均，不使某部分加重压力，至于突出的骨头部分，可在下方垫个小垫子，而且最好经常变换卧姿，这样就不容易长褥疮。

（2）生殖器官卫生：特别是于行房、月经、分娩前后，更应注意清洁。对于排泄后的清洁尤应注意。当然这是指对不能沐浴或必须使用便器、尿器排泄的人而言的，此时黏膜的分泌物会积存下来，有时尿、粪便都无法完全拭净。最好每天使用沾有双氧水

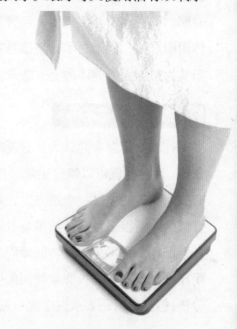

的棉花擦拭一次，另外也可用湿热的毛巾擦拭。

（3）口腔卫生：要保持口腔的清洁，增强口腔、咽喉黏膜的抵抗力。最好早晚刷牙，不使食物残渣停留在牙缝或牙龈里。外出回来或在公共场合、学校或单位用餐之后，应在洗手间漱漱口，这样不但能保持清洁，而且还能增强黏膜的抵抗力。还要善于使用口罩，除可保护气管外，还具有阻止细菌侵袭的作用。不过，为了不使细菌透过口罩纱布，纱布必须在8层以上，否则不会起任何作用。而且，如果使用口罩时，整天使用一个或一会儿拿掉一会儿戴上反复使用的话，使得纱布潮湿，也都无法达到防护的效果。应保持口罩的干爽及厚度，并经常换用新的，才能发挥作用。

3 保暖防寒

无论任何疾病都不能受凉，对肾病来说尤其如此。

罹患肾病时，若没有充足的血液流动，肾脏便无法发挥其功能。表面血管的每次收缩，都能使大量的血液流进肾脏中，而导致肾组织的疲劳。过热或过寒都会使血压上升，因此那些和血液循环有关的心脏、血管、肾脏等脏器，都会变得非常疲劳。由于

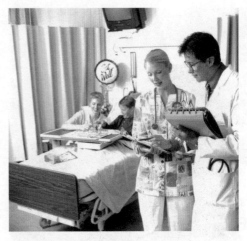

不慎受凉的机会多于受高温刺激的机会，所以肾病患者要特别注意保暖的问题。

4 劳逸结合

患了肾病以后，病情轻时或恢复期，可以做一些力所能及的活儿。

在急性发作期间应适当卧床休息，症状严重时要绝对卧床休息。慢性患者宜劳逸结合，消除顾虑，保持身心愉快，避免劳力、劳神，此外房事也要节制。

在进行家庭护理的整个过程中，保持安静是相当重要的一环。日常生活中，应尽量减少外来的物理性刺激，例如灯光、噪声、人声、风声、雨声、闷热、酷寒等。一切声音都不要太大，虽然很难做到寂静无声，但是要尽量保持安静。与患者交谈时要尽可能别谈得太晚，也不要谈会给患者带来焦

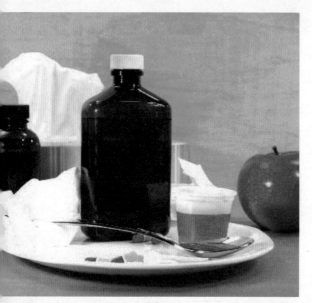

虑或不安的话题。

注意患者卧室的照明，不应将灯安置在床头上方。

卧室内应避免蚊子和苍蝇的出现。寝具应经常保持整洁和干燥，而且弹簧、枕头高度、被褥的厚度等都应选择最适合患者使用的程度。

娱乐方面，可选一些轻松的活动，例如看书、听轻音乐、玩牌及电动玩具，但要适度，切忌太过沉迷。

5 "二防"要铭记

"二防"就是防止便秘和下痢。便秘时由于排便必须用力，因此血压会上升，而且将使心脏疲劳、食欲减退。并且，粪便的长期停滞，会产生异常的腐败发酵，成为有毒物，会被再度吸收到血液中，导致中毒，而产

生腹痛、头痛、不安、失眠、发热、脉搏变化、注意力减退等症状，以至加强刺激自律神经。而下痢是小肠的消化吸收功能出现障碍时产生的现象，此时还会致使营养不良、肾机能减低，而且会大大提高体液保持平衡的难度，血中电解质亦失调，如此一来，会使即将痊愈的疾病再度恶化。因此，应尽量防止下痢。

6 正确用药

无论何种药物，均有程度不同的不良反应，且须根据病情调节控制药量与疗程，此外，应注意的是必须在医生指导下使用。

由于肾病的治疗比较麻烦，最好采取中西医结合的综合治疗措施。而且肾病病程冗长，必须坚持连贯的系统的治疗，直至痊愈；当肾功能、血脂质、尿常规各种检验指标均恢复正常之后，仍须坚持有规律间歇性地服中药 6 ~ 12 个月。

怎样观察肾病的病情变化

1 观察尿液

因为形成分泌尿是肾脏的主要功能，故肾脏疾病常可在尿液中反映出来。尿液检查，观察尿的变化情况，

保护肾脏的八点建议

肾脏是人体非常重要的器官，被称为人体的第二心脏。同时，肾脏又是个比较娇嫩的器官。为了保护肾脏不出问题，平时应注意以下八点：

1. 合理膳食

在饮食上要注意，不要过多地进食高蛋白质、高盐饮食，以免增加肾脏的负担。蛋白质每日每千克体重1.8克左右。

2. 慎用药物

尽量不用或少用对肾脏毒性强的药物，尽量避免或减少与肾毒性强的各种毒物接触。例如对肾脏有损害的药物有抗生素类，如头孢菌素类、青霉素类及其衍生物、磺胺类、氨基糖苷类等；非甾体抗炎药如阿司匹林、吲哚乙酸、布洛芬等。此外，中草药由于含钾较高，对肾脏也有一定的危害，应当慎用。

3. 戒烟忌酒

吸烟可使微血管收缩，脉搏加速，血压升高，出现头痛、眩晕、失眠、视力减退等症状。喝酒也可使血压升高，肌酸代谢亢进使血肌酐升高。酒精分解时可产生酸性物质，出现代谢性酸中毒，表现为恶心、食欲不振、精神抑郁等症状。

4. 经期卫生

妇女月经期、妊娠期、产褥期等尤要注意个人卫生，预防尿路感染。养成规律性定期排尿习惯，切忌强忍小便。

5. 房事适度

提倡健康文明的性生活，洁身自爱，以防性病危害肾脏。

6. 加强锻炼

体格瘦弱修长者要加强锻炼，提高腰腹肌收缩能力，预防肾下垂。

7. 定期体检

定期检查身体，特别是尿液化验、肾功能化验，早期发现及时诊治各种肾脏疾病。

8. 提早预防

已有头晕、腰膝酸软、疼痛、小便清长、夜尿增多，但化验检查无异常的人，大致属于中医"肾虚"范畴，可酌情服些补肾强肾的中药如六味地黄丸、济生肾气丸等，或药膳如核桃仁粥、蒸山药、枸杞子肉丝、虾仁韭菜、复元汤等。

是分析病情变化的重要手段。但是，不应把注意力仅局限在这一点上。因为尿蛋白在"+ ～ ++"之间波动，尿红细胞几个与十几个之差没有任何意义。只有当尿蛋白明显增多，每日达3克以上时，才可说明病情在变化。特别是老年人出现血尿，尤其是痛性血尿时，常为泌尿系肿瘤的早期症状，不可等闲视之，当然也不必因此而如临大敌，应在专科医生的指导下进行必要的检查，以明确病因。

2 观察血压

除了观察尿液状态变化之外，定期观察血压的变化也是非常重要的，因为高血压常是肾病恶化的主要因素。如有高血压，应将血压控制在正常范围。定期检查肾功能情况也是必要的，有利于尽早了解肾功能的发展趋势并给予适当的治疗。

肾病患者为什么会出现腰痛

肾病患者自觉腰部胀痛，可为双侧性或单侧性，腰痛多持续存在，于是患者常常担心是不是病情又加重了，因此背上沉重的思想包袱。其实，腰痛可见于多种疾病，而肾

病所引起的腰痛性质多为酸痛或钝痛，原因为：

第一，肾脏病变时，由于肾包膜或肾盂的牵拉，或病变侵犯局部神经所致。

第二，肾实质或肾周围化脓性炎症时，可出现内脏神经痛与躯体神经痛，体检时脊肋角特别是肋腰点有压痛及叩击痛。

第三，肾包膜、肾盂和输尿管遭受刺激或使其张力增高，而引起内脏

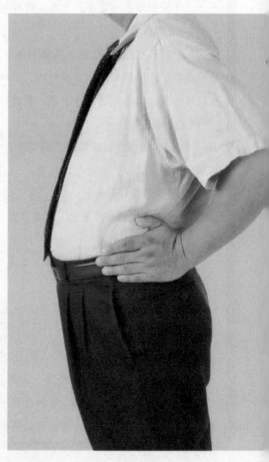

性神经痛。

第四，肾脏或肾周围病变侵犯局部肌肉和皮肤时，则出现躯体神经痛。

肾病患者怎样进行房事

性欲是人类正常的生理现象和生理要求，正常的性生活不仅能协调夫妻感情，而且有益健康。但性生活不能过度，过度则有害健康。中医认为藏精是肾的重要生理功能之一。先天生殖之精与后天水谷精微化生之精均内藏于肾，主持着人体的生长发育和生殖机能。中医把过度的性生活叫房劳，认为"房劳耗精伤肾"，就是说对健康人来说，房劳不利于长寿，故应适度。

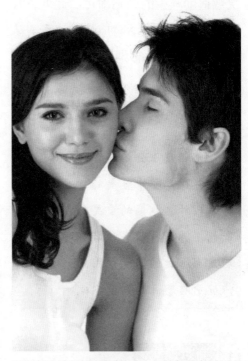

对于肾病患者来说，尤其要掌控性生活频率，当然那种杯弓蛇影、草木皆兵的做法也不可取。从临床角度来看，许多患者亦有思想顾虑，认为患该病之后，不可过性生活，否则容易损伤肾气。更有部分青年患者，怕由此而引起不育或不孕，更是如履薄冰。上述各种因素，常常人为地导致阳痿或性欲淡漠，从而影响到整个家庭的气氛和谐。事实上，对于慢性肾炎患者的性生活要视具体情况而定，

原则上并不主张禁止。适当地恢复性生活，有助于改变患者抑郁的情绪，尤其是慢性肾病患者，因病程较长，进行适当的性生活反而有助于疾病的治疗。当然，性生活必然会消耗一定体力，慢性肾病患者与健康人毕竟不能相提并论，在病情未完全恢复之前，一定要以不导致疾病加重为度，不可过度，否则就有可能乐极生悲。

如果临床表现比较严重，患者有大量蛋白尿、水肿、高血压，甚至肾功能也受到影响的情况下，则应当尽量节制；若临床表现轻微，病情处于稳定或恢复期，尿检和其他有关化验指标均正常，则掌握比正常人性生活

次数适度减少的原则即可。此外，肾病患者在过性生活时应特别注意清洁卫生，以防发生感染，加重肾脏损害。

肾病患者如何调养情志

俗话说三分治病，七分养病，可见养病是非常重要的。除饮食、休息以外，养病的重要内容就是调养情志，精神状态的好坏对疾病的稳定有很大的影响。因此，以下四点宜引起患者的高度重视：

1 面对现实

自己要改变过去的看法，要学会辩证地看待人事。得病后可能在一段时间内活动要受限制，饮食要控制，生活要人照顾。因此，患者一定要学会量力而行，过去能做到的事现在不一定能做，不要硬坚持。生活上需要照顾，不要勉强自己，免得最终因劳累过度而加重病情。既要看到治疗的前途，也要看到目前的困难，以适应新的生活，创造生命的奇迹。

2 不能悲观

有些患者得病后由于这样或那样的压力而精神萎靡，思想负担很重，整天愁眉苦脸，不能积极配合治疗，这对治疗效果影响极大。从中医学的理论分析，怒伤肝，忧伤脾，恐伤肾，情绪变化可以使人体正气受损，病症缠绵难愈，给治疗带来难度。因此，要树立正确、乐观的态度，正视疾病。肾病并非绝症，经过中西医治疗，大多可以缓解。只有积极地和医生配合，才能早日康复。

3 不能麻痹

有些患者与上述情况正好相反，得病后毫不在乎，亦有人认为既然治

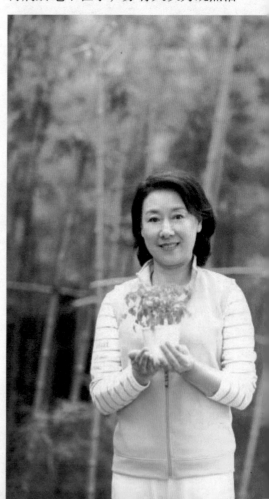

不好，那就随它去算了，不按照医生的吩咐按时服药，不认真复查，不注意休息和饮食，甚至不去医院看病，使本来可以稳定的病情在短期内迅速进展，实在是可惜，因此，绝不能麻痹大意。

4 学会体贴

作为患者的家人应该对患者关心、体贴，同时患者也应该想到此时家人虽然没有病痛，但心里也同样承受着很大的压力，会有很多痛苦。患者的情绪会影响家人，应该学会体谅家人，关心家人，把愉快的心情带给大家，不让疾病压垮一个家。这样患者与家人之间才能达到统一和谐，无论对整个家庭还是对患者本人来讲都具有积极的意义。

肾病患者如何调节情绪

肾病患者虽然少不了家人和医护人员的关心和帮助，但要想有好的心情，最终还是要依靠自己，学会自我调节。一般情况下有五种方法有利于调节自己的情绪：

1 交 际

多参加社会活动，通过与人交流

思想感情释放不良情绪，并从朋友处获得防病治病的知识，减少孤独感。

2 音 乐

有研究表明，音乐可以调节情绪，加强人们对价值观的确认意识，树立自我的信心。一段抒情的轻松音乐，可以唤起患者对美好生活的向往，增强生活的信心，并可以调节神经、循环各系统的生理功能，有利于疾病的康复。

3 锻 炼

适当的锻炼不仅对恢复健康有益，还可以调节情绪。如散步、慢跑、垂钓、健身操等都可以选择。

4 阅 读

一方面读书可以忘却疾病所带来的烦恼，另一方面可以开阔眼界，增长知识，增强对未来美好生活的向往，提高治病的勇气和毅力。

5 亲 绿

所谓的"亲绿"，顾名思义就是"和绿色多亲近亲近"，因为绿色是生命的颜色，它蕴藏着无限生机，象征着生命与希望。肾病患者在养病过程中，养一些绿色的植物，既可以增加情趣，调节情绪，又可改善环境，有利于健康。

肾病患者如何理解"动静结合"

> 尽管休息对肾病的治疗很重要，但亦宜动静结合，根据病情的情况，做一些适当的功能活动及体育锻炼。运动项目宜轻慢，如太极拳、散步等，运动量的增大应循序渐进，不可贸然增加。

通常肾炎痊愈后的 1 ~ 2 年内，不宜做剧烈的运动及重体力的工作。对于泌尿系统结石的患者，则应重视体育锻炼，多做运动以增加肾血流量，促进尿液的排流，防止结石形成以及感染；结石已形成者，则有利于排出

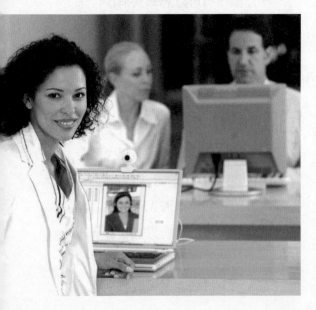

结石。除可选择各类运动项目之外，还可结合有跑动或跳跃性的项目。

多饮水和运动是预防和治疗泌尿系统结石的重要措施。慢性肾盂肾炎患者坚持体育锻炼，有扶正祛邪的好处，运动的项目与量的大小，应随个人爱好与承受力而定，若合并有泌尿系统结石的患者，适宜于跳跃性的运动。

肾病患者怎样保证有良好的睡眠

> 由于担心自身的健康等因素，许多肾病患者经常会失眠，这是非常有害的。睡眠不足会使患者感到烦恼和急躁，这对病情十分不利，伴高血压患者可使血压不易控制，从而加重肾脏疾病；而良好的睡眠可使其重新充满活力，从而有利于疾病的康复。

那么到底怎样才算睡眠良好呢？睡眠的时间长短固然因人而异，但如果第二天精神饱满，感觉特"有劲"，那就说明得到了良好的睡眠。

为了能有一个好的睡眠，最好能够做到以下几点：

第一，白天做一些适合的运动，晚上会容易入睡。

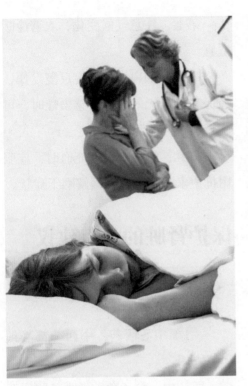

第二，晚间开一个小窗户，让新鲜空气进入房间。

第三，睡前用热水泡泡脚，能帮助安然入睡。

第四，尽量在黑暗、安静的房间睡觉。

第五，睡前1小时内不要吃或尽量少吃东西，以有利于睡眠。

第六，睡前打麻将、玩扑克对身体有害，长时间看电视亦不利于睡眠，应养成每天晚上按时睡觉的好习惯。

第七，睡前切勿喝咖啡或浓茶。

另外，过分担心疾病不仅对睡眠，而且对疾病的康复不利，应乐观地对待疾病，积极配合治疗。

肾病患者经常沐浴有何好处

> 经常沐浴不但能清洁皮肤，去除身体表面的污垢，而且能促进血液循环，保持汗腺畅通，改善肌肤营养，消除疲劳，增强抵抗力，且能产生一种空气负离子，对加快新陈代谢、调节人体的生理功能具有积极的作用。

肾病综合征患者伴水肿时，用温水沐浴能通过发汗排出一部分水液，减轻水肿；肾功能不全者通过沐浴还能清除一部分尿素。有人通过中药药浴治疗尿毒症皮肤瘙痒症，效果相当不错。因此，肾病患者应该经常沐浴。但沐浴时需注意以下几点：

第一，不宜饭后或饥饿时沐浴。

第二，水温适当，不宜过高或过低，沐浴时间也不宜太长。

第三，晚饭后或酒后洗热水澡，易诱发脑卒中（中风）、心肌梗死等疾病，应予避免。

第四，肾功能减退尿量较多者，沐浴后应适当饮水。

第五，高血压患者服降压药后血压下降时，不宜立即洗澡，以免血压进一步下降。

防止扁桃体炎是肾病患者的首要大事

扁桃体炎多由溶血性链球菌感染引起。所谓"肾炎致病灶"主要是指咽喉部感染了链球菌。在急性肾炎、IgA肾病或慢性肾炎反复发作时，其前期病变多为上呼吸道感染，其中咽炎、扁桃体炎者占65%左右，可见扁桃体炎是肾炎的主要诱因之一，绝不可忽视。因此学会预防扁桃体炎，对感染后肾病的预防、控制与治疗均有积极的现实意义。预防扁桃体炎的方法有如下几种：

第一，患者因体质虚弱而致扁桃体炎时，应加强锻炼，提高机体免疫能力。

第二，注意口腔清洁，经常用淡盐水漱口。

第三，积极预防上呼吸道感染。

第四，饮食宜清淡，多吃素食及新鲜水果，忌辛辣、厚味及刺激性强的食物。

第五，可用金银花、胖大海代茶，以助清热解毒。

第六，咽喉部疼痛不适时，及时到医院看病，预防扁桃体化脓感染。

第七，注意气候变化，衣着冷暖适宜。

第八，如扁桃体炎症反复发作，经保守治疗无效，成为感染灶时，可施行扁桃体摘除术。

第九，咽喉有轻度充血时，应服用抗生素，多喝水以缓解咽干症状。

保护肾脏的几点建议

给一般肾脏功能健全者的建议：

（1）小心服药：中西药都必须谨慎服用。

西药中，含乙醯胺酚类及阿司匹林类的复方止痛药剂是祸首。美国肾脏基金会统计，美国每年慢性肾脏病

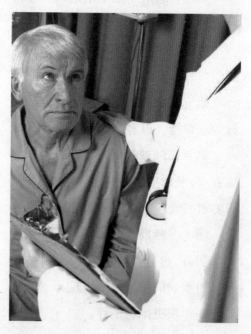

的新增病例中，约有3%～5%的患者因滥用止痛药而导致肾衰竭。此外，抗生素、显影剂也是致病因素。

特别提醒："是药三分毒"，肾脏吃不消。部分中草药对肾脏的危害也不小。包装标示不明的中药，可能含马兜铃酸，或含铅、汞等重金属，皆具肾毒性，可能造成中药肾病变；避免吃药伤肾，你可以遵循以下原则：

①如果你感冒超过3天、头痛或身体其他部位疼痛超过10天，应该就医而不是单吃感冒药、止痛药。

②掏钱买药前，仔细看包装药品标示，尽量避免复方止痛剂。

③不吃来路不明或包装标示不清的中草药。

④若服用止痛药，记得当天多喝6～8杯水。利于排尿，减少药物及其代谢产物遗留在人体的时间。

⑤慢性病患者或长期服用中、草药的人，切记定期检查肾功能，且详实告诉医生用药情形。

（2）控制饮食：尤其是蛋白质及盐分。

①适量摄取蛋白质：太多的蛋白质造成肾的负荷。摄取较高蛋白质食物者，比适量摄取者高出3.5倍概率罹患肾衰竭。

②控制盐分摄取：食物中的盐

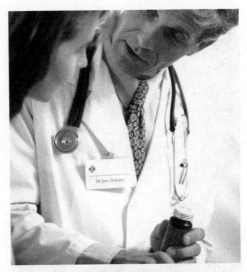

分，95%由肾脏排泄出去，过量的盐分摄取造成肾脏负担。

食物中本身就有盐分，因此能添加的调味食盐，一天最好不超过一茶匙。

建议煮菜时，盐、味精不要一匙一匙拼命加，少许慢加，能提味就好；而吃汤面时，最好少喝汤，以免把盐分统统都吃进肚；并且不要嗜食酱油。

（3）多喝水：可间接促进新陈代谢，有助于体内的废物如尿酸、结石排出体外。

专家建议一天至少要摄入2000毫升水，因为喝水护肾更胜补品。

长时间坐办公室的上班族可以准备1000毫升的水瓶，进公司时先装满水，在午餐前喝完；下午再装满一瓶，下班之前喝完，补足一天需要的水分。

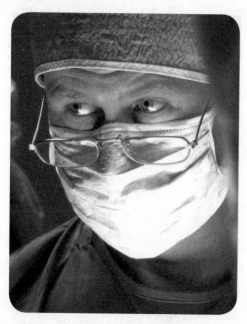

（4）控制高血压及糖尿病

肾脏是由数百万个微血管球组成，而长期罹患高血压、糖尿病，会造成血管硬化，进而使肾脏受损快。调查发现，高血压患者罹患肾脏病的机会，是非高血压患者的 2 倍，而糖尿病患者罹患肾病的可能，则为非高血糖者的 1.5 倍。

（5）远离烟害：抽烟或吸入二手烟，会伤害动脉健康、助长血块形成，长期下来破坏肾功能。

（6）冬天保暖工作不能少：低温使得血管收缩，血压窜升，小便量减少，血液凝结力变强，容易让肾脏出状况。抵抗力弱的老人、小孩外出时最好多加一件外套。女性穿着裙装时，记得加双厚一点的裤袜保暖。

（7）避免肾脏感染：感冒、反复发作的扁桃体炎，都容易使病菌入侵肾脏，应尽量避免或早治疗。此外，少憋尿，避免细菌经由输尿管侵袭肾脏。

（8）小心水的成分：要确保水质安全，避免用铅或铝质、PVC 容器装水，也可根据个人或公司需求加装净水器。

肾病患者如何过冬

天气趋冷，皮肤排出的汗液和毒素减少，肾脏的负担比其他季节增大。肾炎、高血压肾病、尿毒症等慢性肾病患者的病情往往容易恶化。怎样才能防止肾病加重，安全度过冬季呢？三方面的防范工作要做好。

1 严防感冒

研究证实，感冒是导致肾病患者肾脏损伤最主要的因素之一。临床表明，患有慢性肾炎的患者感冒当天或次日会使病情复发加重，肾脏加剧损伤。急性肾炎一般易在感冒后的 10 ~ 14 天出现，症状显示为水肿、尿血，如果检测肾功能，就会发现肌酐尿素氮迅速升高。很多患有慢性肾炎的患者都在看完感冒后就不得不"转战"肾内科，还有不少肾病患者则是在感冒中被发现患病。

有许多肾病患者的感冒属于隐匿型，这是由于身体免疫功能降低，不会出现发热头痛等明显的感冒症状，只出现怕冷怕风、咽喉痒痛等轻微不适感觉，这些往往不易引起患者重视，但实际上对肾脏的损伤同样非常严重。专家建议，冬季肾病患者一定要防感冒，如感冒后有水肿、尿血等症状一定要赶紧去医院看病。一些患有尿毒症、糖尿病等肾病的患者更要注意。

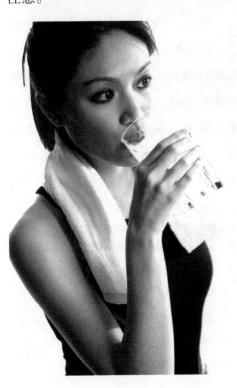

2 控制饮食

除感冒外，肾病的另一大诱因和加重因素是饮食不当，摄取过高的蛋白质。临床统计显示，每年临近节日都是慢性肾病发病及复发加重的高峰期。

慢性肾病患者很容易在冬季因摄取过多蛋白质而导致肾病加重。起初可能表现为大吃大喝后胃口不好，很多人误为消化系统出毛病，可能会去消化科就诊。其实贫血、血压高、水肿、腰酸都可能是肾脏发病的前兆。所以，肾病患者在大吃大喝的时候，要多想想自己的健康，高蛋白质、高脂肪的食物尽量少吃。

3 加强锻炼

肾病患者在天气寒冷时，更加不愿意运动，整个冬天喜欢待在温暖的家里甚至卧床休息。医生提醒：这是错误和危险的做法，这样会使肾脏血流减缓，加重淤滞和肾脏的硬化萎缩。肾病患者在冬季应该坚持合理的运动锻炼，一方面增强抵抗力，防止感冒，另一方面加强肾脏血液流通，有助于损伤修复，防止肾小球硬化。肾病患者的锻炼方式以步行为主，天气晴朗时尽量参加户外运动，不适合户外活动时也应该在室内散步，不要卧床。

警惕止痛药性肾病

疼痛，在人的一生中是经常发生的症状，止痛药在临床上得到了广泛应用，按照病情的需要，适当应用，确实可以解除机体的不适感觉，达到对症治疗的目的。但日常生活中，有些人却滥用镇痛药物，殊不知，止痛药物使用不当可引起消化道黏膜溃疡、胃出血、血小板减少性紫癜和支气管哮喘等。更严重的是经常使用止痛药的人会出现肾乳头坏死或间质性肾炎，甚至造成肾功能衰竭，医学上称为止痛药性肾病。该病的发病高峰年龄在50岁左右，女性的发病率为男性的4倍。

止痛药性肾病一般起病十分缓慢，经常因头痛、肌肉痛、关节痛等慢性疼痛疾患长期服药引起。患者逐渐出现尿多、夜尿及频渴等症状，表明肾脏浓缩功能已发生减退。早期出现无菌性脓尿是本病的临床特点之一，发生率高达50%以上。这是由于变性坏死的肾乳头脱落所造成的。肾乳头坏死后容易合并急性尿路感染（如急性肾盂肾炎），出现发热、畏寒、腰痛及尿急、尿痛、尿频等膀胱刺激症状，并且可引起败血症，诱发感染中毒性休克。脱落坏死的肾乳头组织还能引起肾或输尿管绞痛和血尿，一些患者的血压轻度增高，或并发性高血压，或急性心力衰竭。但患者一直到晚期也很少出现水肿现象，尿常规检查有时有微量尿蛋白，因此，往往得不到应有的重视。

在确诊为止痛药性肾病后，首先应停服一切药物及非激素消炎药，并且禁用对肾脏有损害的其他药品。有确切的尿路梗阻病史的患者，可用手术取出脱落的肾乳头组织。但有不少患者因长期使用止痛药，已经成瘾，戒断时尤应注意精神支持疗法。

因此，我们应坚决避免滥用止痛药。必须服用止痛药时要注意多饮水，以增加尿量，提高药物的溶解度，避免析出结晶而损伤肾组织。长期服用者，则要定期进行全面的泌尿系统检查，一旦出现夜尿增多、轻度贫血、血压升高时，要及早去医院诊治，以防止止痛药性肾病的发生。

抗病最前线

肾病患者应适当饮食高纤维素，饮食高纤维素有利于保持大便通畅，毒素排泄，维持人体代谢平衡。肾病患者应适当多吃粗粮，如玉米面、荞麦面、芋头、海带丝和各种绿色蔬菜。

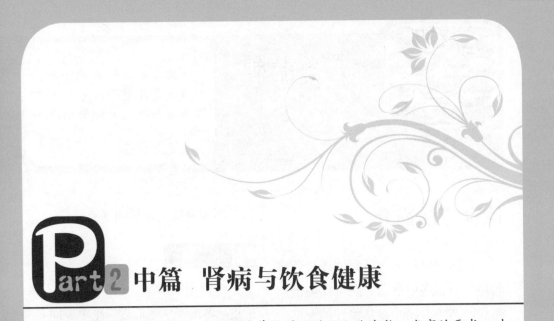

Part 2 中篇 肾病与饮食健康

饮食不仅可供给人体必须的营养物质，满足人体生长、发育的需求。对于患病的机体，适当的饮食还具有治病祛疾的作用。实践证明，健康的饮食对肾病有着举足轻重的作用。

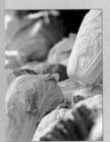
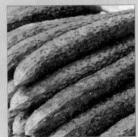
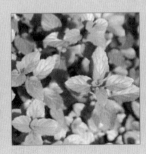
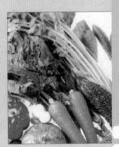

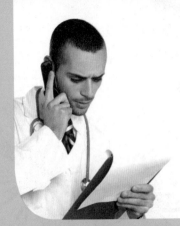

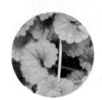

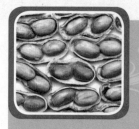

饮食疗法

饮食疗法，简称食疗，是指应用具有药理作用的食物防治疾病，为保健强身的一种方法。

饮食疗法简介

中医理论认为"医食同源，药食同用"，很多中草药，既可作为治疗疾病的药物，同时也是很好的食品，我们日常生活中的很多蔬菜、水果，一般都具有食与药两方面的性能。因此，这些既可为食又可为药的食品，就成为了饮食疗法丰厚的物质基础。我国传统食养、食疗的经验积累了大量宝贵的财产，再经过中医理论的指导，不断吸取新的知识，不断进行临床实践，不断总结，不断提高，逐步形成饮食疗法这门专门的学科。实践证明，饮食疗法对于肾病的治愈起着举足轻重的作用，现在向读者介绍一些常见肾病的饮食疗法。

肾病患者的饮食原则

1 限制食盐

根据患者水肿情况决定用量。烹调时不加食盐或每日加 3 克。

2 水 量

一般不加限制。在饮料中可入西瓜皮、冬瓜子、冬瓜皮、桂皮等同煮。借以利尿消肿，同时还可给予一些水果和蔬菜等清淡食品。

3 蛋白质

应根据肾功能情况适当降低摄入量，每日每千克体重 1 克为宜，并选择优质蛋白质的含量高的食物如乳类、肉类、鱼类及黄豆等。

4 维生素

多食用新鲜蔬菜及水果等，有贫血者，则应补充含铁丰富的食物，如肝、内脏及绿色蔬菜等，同时要补充叶酸及维生素 B_{12}。

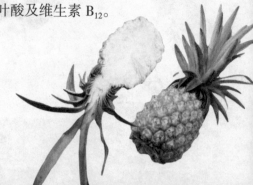

治病需对症施治，食疗过程中也需根据病症选择适宜的食物。本节将向读者介绍有关肾病的对应食疗方法，最大限度地发挥各种食物的治病疗养作用。

肾病的食疗方例

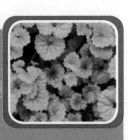

肾炎的食疗方例

1 大蒜怎么治肾炎

蚕豆 200 克煮熟，入大蒜 100 克继续煎煮，大蒜、蚕豆煮熟后入白糖 50 克拌匀。吃蚕豆、大蒜，每日 1 次，5 日为 1 疗程，1 ~ 2 个疗程见效。

2 胡椒怎么治肾炎

鲜鸡蛋 1 个钻 1 小孔，入白胡椒 7 粒，用面粉封孔，外以湿纸包裹，蒸熟。服时去蛋壳，鸡蛋、胡椒共服。成人每日 2 个，小儿每日 1 个，10 日为 1 疗程，3 日后再进行第 2 个疗程，一般用 3 个疗程。

3 茵陈蒿怎么治肾炎

茵陈蒿、大蓟根各 15 克，水煎服。

4 菠萝怎么治肾炎

鲜茅根 250 克加水煎煮半小时，去渣，续以小火煎煮浓缩至将干锅时，入鲜菠萝汁 500 毫升再加热至黏稠，停火，待温拌入白糖粉 500 克将煎液吸净、混匀，晒干压碎。以沸水冲化服 10 克，每日 3 次。

5 白菜怎么治肾炎

生栗子 50 克切一小口，煮半熟，去外壳，切两半；白菜 200 克切 3 厘米长段。炒锅放油烧热，入白菜过油炸黄，放栗子、枸杞子 25 克，加水、酱油、盐拌匀，用小火焖片刻，入糖拌匀焖软，佐餐食。

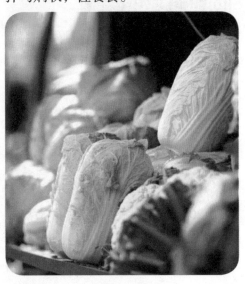

6 冬瓜怎么治肾炎

冬瓜皮、西瓜皮、白茅根各18克，玉米15克，赤豆90克，共水煎，每日1剂，分3次服。

7 葫芦怎么治肾炎

葫芦1个，枸杞子、党参、黄芪各9克，水煎服，每日2次。

8 竹笋怎么治肾炎

毛笋、陈蒲瓜各60克（或加冬瓜条30克）加水煎服。

9 葡萄怎么治慢性肾炎

葡萄干30克，赤小豆、薏苡仁各15克，粳米30克，加水同煮粥。每日1剂，分2次服。功能健脾益肾，清热利湿。

10 山楂怎么治肾炎

生山楂15克去核，打碎，与玉米须50克同加水煮沸后改小火煨煮30分钟，取汁液。每日早、晚分饮。功能补益脾胃，利尿消肿，降脂降压。

11 豆腐皮怎么治肾炎

白菜干150克泡发，与红枣（去核）20个同加水煮1小时，半熟时入豆腐皮80克，调麻油、精盐。佐餐食。功能益气生津，止咳消痰，清

热润肺，滋养胃阴。

12 狗肾怎么治肾炎

狗腰子5～6个不用水洗，用刀切成片，用瓦片焙干后用擀面杖擀碎，装在小瓶里备用。每天早、晚取15克直接倒入口中，用温黄酒适量送服，要空腹服用。功能消炎利尿，主治肾炎。

13 荠菜怎么治急性肾炎

荠菜花、萹蓄各30克，马蹄金、车前草各15克，共水煎服，5～10日为1疗程。

慢性肾炎的食疗方例

1 芹菜怎么治慢性肾炎

锅中入豆油烧热，加花生仁200克炸酥捞出，去皮。芹菜250克切段，略焯捞出，投凉沥水，均匀地码在盘中成圈状，花生仁堆置芹菜圈中。精盐、白糖、味精、醋、花椒油在小碗

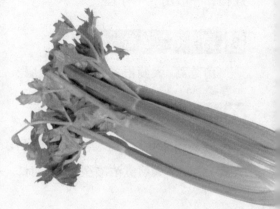

内调好，浇芹菜上。佐餐食。功能降压消脂，促进凝血。

2 莴苣怎么治慢性肾炎

莴苣 400 克去皮，切片；水发香菇 50 克切菱形片。炒锅入油烧热，投莴苣片、香菇片略炒，放酱油、精盐、白糖入味，调味精、胡椒粉、湿淀粉炒匀。佐餐食。功能利尿通便，降脂降压。

3 大枣怎么治慢性肾炎

红枣 10 个用温开水稍浸泡；赤小豆 60 克、花生仁（连衣）30 克加水 3 大碗，用小火炖 15 小时，入红枣、红糖 2 匙续炖 30 分钟至酥烂食。每次 1 碗，每日 2 次。功能补血益肝，健脾利湿，清热消肿，行水解毒。

4 荔枝怎么治慢性肾炎

荔枝 12 个去壳、核。青鱼 1 条宰杀，顺背骨两边剖开，取出鱼肉，去鱼皮，鱼肉切长方块，用精盐、鸡蛋清 30 毫升拌匀，下热油锅炸六成熟沥油。原锅入生姜末、黄酒、鲜汤、胡椒粉、味精、精盐、麻油、白糖、鱼肉、荔枝肉、葱段；加盖烧熟，用湿淀粉勾芡，淋麻油食。功能养阴补气，驻颜美容。

5 西瓜怎么治慢性肾炎

西瓜皮、冬瓜皮各 250 克，去外表硬皮后炒，调精盐、味精，再入水煮沸后改小火煮 10 分钟食。功能除烦止泻，解暑利尿。

6 哈密瓜怎么治慢性肾炎

哈密瓜 1 个，去皮、瓤后切小块，再切粒，皮留用。琼脂用沸水泡软，再煮化。梨、苹果各 1 个去皮、核，切小块，再入白糖、哈密瓜粒，与琼脂液搅匀，置哈密瓜皮壳内，冷冻凝结，倒扣盘中。当点心食。功能清热生津，利尿除烦。

7 橘子怎么治慢性肾炎

橘皮 10 克及赤小豆、绿豆、黑豆各 50 克共加水煮至熟烂，入白糖适量熬化。早、晚分食。功能消肿通气。

8 栗子怎么治慢性肾炎

栗子 10 个、茯苓 15 克、糯米 150 克、白糖适量加水煮粥食。功能

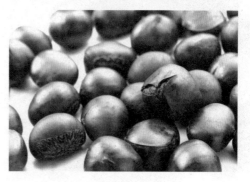

补脾益肾。

9 花生怎么治慢性肾炎

花生仁 250 克放热油中炸酥，捞出码盘。调酱油、精盐、白糖、味精、醋、花椒油食用。功能降压祛脂，凉血止血。

10 人参怎么治慢性肾炎

人参粉 3 克，粳米 100 克，冰糖少许。将人参、粳米放入锅中加清水适量，旺火烧沸，文火熬熟，再加入冰糖即可。可用于气虚阳虚型肾炎患者。

11 羊奶怎么治慢性肾炎

每日空腹服羊奶 250 ~ 500 毫升，连服 1 个月。

12 鸭肉怎么治慢性肾炎

3 年以上绿头老鸭 1 只，去毛、

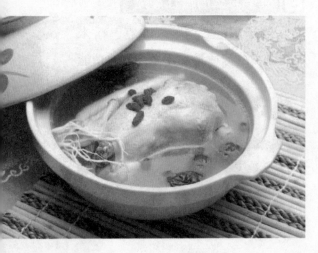

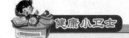

肾结石的克星——葡萄酒

研究发现，适量饮用葡萄酒可以预防肾结石。专家指出：多饮用饮料可以防止发生肾结石的传统说法并不科学，最重要的是要看饮用何种饮料，通过对大批健康人和患者的临床观察，研究人员确认，经常饮用适量葡萄酒的人，很少得肾结石。研究人员发现，适量饮用不同饮料的人，得肾结石的风险也不一样，每天饮用 0.25 升咖啡的人，得肾结石的风险要比无此习惯的人低 10%；常饮红茶的人则要低 14%；而常饮葡萄酒的人得肾结石的机会最少，得病的风险小于 36%。

肠杂，填入去皮大蒜头 4 ~ 5 头（约 50 克），缝好，煮烂熟（不加或略加糖）。食肉饮汤，每日 1 只，连服数只。

13 甲鱼怎么治慢性肾炎

泽兰 30 克，洗净，甲鱼 1 只，先用热水烫，等甲鱼排尿后，活杀，切开去肠脏，将泽兰纳入甲鱼腹内，放入砂锅中，加清水适量，煮 2 小时即可。吃肉喝汤，每日 2 次，每只甲鱼可连续服用 2 天。

肾炎尿蛋白的食疗方例

1 糯米怎么治肾炎尿蛋白

糯米 50 克、黄芪 10 ~ 15 克水
煎服。

2 花生怎么治肾炎尿蛋白

花生仁 120 克、蚕豆 200 克、红
糖 50 克，加水 3 碗以小火煮，至水
呈棕红色浑浊时服，每日 2 次。

3 萝卜怎么治肾炎尿蛋白

萝卜切小块，加水（以浸没萝卜
块为宜）煮烂取汁服，每次服 100 毫
升，每日 1 次。

4 人乳怎么治肾炎尿蛋白

鲜人乳汁 300 毫升口服，每日 2 次。

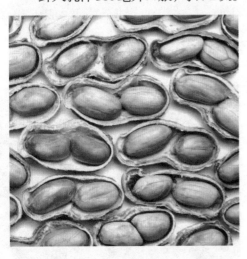

5 猪肾怎么治肾炎尿蛋白

猪肾 1 对去筋膜，切片；党参
20 克及黄芪、芡实各 30 克布包，同
加水煮猪肾熟，去药包服。每次 1 剂。
功能益气固肾。

肾炎血尿的食疗方例

1 荠菜怎么治肾炎血尿

鲜荠菜（连根）、鲜白茅根各
500 克与荸荠、鲜藕（连节）各 250
克分别入温开水中浸泡 30 分钟，荸
荠去荸头，与其他 3 味共切碎后再剁
糊状，快速搅打成浆汁，取汁。当饮
料上、下午分饮。功能清热利湿，凉
血止血。

2 西瓜怎么治肾炎血尿

西瓜 100 克连皮切片，白茅根
30 克切段，加水 400 毫升煎至 200
毫升。分 1 ~ 2 次服，连用 5 ~ 7 日。
功能清热解暑，凉血止血。

肾炎水肿的食疗方例

1 黄瓜怎么治肾炎水肿

黄瓜 500 克去蒂、柄、瓤，切片，
调精盐腌 5 分钟，滗去汁水。炒锅入

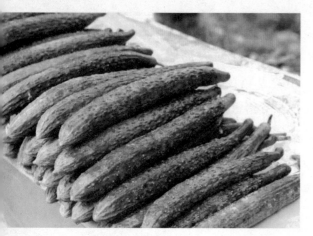

黄瓜汁水、

　　白糖烧沸熬浓，再入白醋，浇黄瓜上腌泡1小时，淋麻油。佐餐食。功能清热降脂，减肥消积。

2 西瓜怎么治肾炎水肿

　　肾炎、心功能不全致水肿，鲜西瓜翠衣、鲜冬瓜皮各50克，赤小豆30克，加水500毫升以小火煎20分钟，代茶饮。功能利水消肿。

3 桃子怎么治肾炎水肿

　　琼脂5克泡软切碎，加白糖20克、水适量拌匀，蒸20分钟。鲜桃500克去核，蒸至熟烂，去桃皮压成泥，除筋脉，与琼脂拌匀，撒糖汁，当点心食。功能生津润肠，活血消积。

4 活血丹怎么治肾炎水肿

　　活血丹，萹蓄草各30克，荠菜花15克。水煎服。

5 益母草怎么治肾炎水肿

　　益母草、车前草各30克与白茅根50克、冬瓜皮20克水煎服，1剂/日。

6 白菜怎么治急性肾炎水肿

　　薏苡仁60克煮稀粥，入白菜500克煮2~3沸至熟，不可久煮，少盐或无盐食。健脾养胃，补益肝肾。

7 薄荷怎么治肾炎水肿

　　芦根30克、薄荷叶5克切碎，水煎服，1剂/日。

8 芹菜怎么治肾炎水肿

　　嫩芹菜500克切4厘米长段，略焯，过凉沥水，调精盐，挤去水分，撒生姜丝10克，淋麻油10毫升。炒锅放素油烧热，下花椒稍炸出味，捞出花椒，迅速将油淋在芹菜、生姜丝上拌匀，焖10分钟至芹菜入味后开盖，拌精盐、味精、醋10毫升。佐餐食。

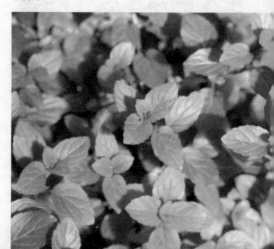

功能醒脑健神，清热祛风，降脂降压。

9 荠菜怎么治肾炎水肿

嫩豆腐 200 克、水面筋 50 克及胡萝卜（焯熟）、水发冬菇、竹笋各 25 克均切小丁；荠菜 100 克切细碎状。炒锅放油烧七成熟。煸葱、姜末至香，入清汤、盐、豆腐、冬菇、胡萝卜、竹笋、面筋、荠菜，小火炖煮半小时，调味精、湿淀粉、麻油食。功能清热利水，降脂降压。

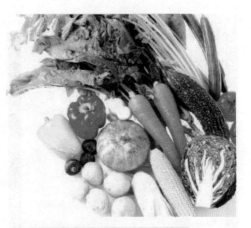

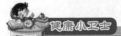

急性肾炎的食疗妙方

在急性肾炎初期，若有少尿或尿素氮升高等肾功能不全表现，应采用白糖水果疗法，即在治疗期间禁食 3 天，而以白糖 150～200 克，水果 0.5～1.5 千克做成甜的水果羹，每天分 5～6 次进食。小儿可酌情减量，或采用全糖日，即日用糖量 200 克，分成 5 杯（每杯 40 克），分 5 餐饮用。这种方法能减轻肾脏负担，较显著地改善症状。3 天后再用低蛋白流质或半流质饮食，随病情好转，改为低蛋白软饭或普食，最后恢复正常膳食。

10 冬瓜怎么治肾炎水肿

冬瓜 200 克去皮，切 3 厘米长细丝，略焯沥水后调精盐、味精略腌。海米 15 克剁末，与冬瓜丝拌匀。紫菜 2 张，每张切 4 小张，抹少许湿淀粉，卷入冬瓜丝、海米末，蒸 10 分钟取出，切 5 厘米长段。锅入鲜汤、葱姜汁、蒸紫菜冬瓜卷的原汁、精盐、黄酒、味精、胡椒粉烧沸撇沫，调湿淀粉、麻油，浇紫菜冬瓜卷上。佐餐食。

功能清热利水，化痰软坚。

11 鹌鹑怎么治肾炎水肿

鹌鹑 2 只去毛杂，加少量酒（不加盐）炖熟。1 次／日，连服 1 周。

12 鲫鱼怎么治肾炎水肿

葫芦 500 克去皮、瓤，切块，与鲫鱼 1 条（约 200 克）、水 500 毫升用小火慢煮，鱼熟时调味服。功能利尿消肿。

肾病患者应慎重食用香蕉

香蕉，肉质柔软，吃起来香甜可口，尤其是老年人喜爱的佳果。现代医学表明：香蕉中含有多种维生素，如胡萝卜素、硫胺素、烟酸、维生素C、维生素E、维生素P等，其中维生素E能增加血管壁的弹性。香蕉中含有较多能降低血压的微量元素钾离子，较适合于高血压患者食用。

据临床研究证实，舒张压为中度高血压的患者，在坚持用药的情况下，每天如能增加香蕉等水果的食用，便能使血压下降。但是如果是肾病且患有高血压症，就不宜食用香蕉，否则就会使病情加重。因为香蕉中还会有较多的钠盐，肾功能不良的人多吃香蕉等于多吃钠盐。据国内外有关文献报道，肾功能不全的患者，食用香蕉过量，会增加肾的负担，延缓病情的好转，并有引起病情恶化的可能。

由此可见，香蕉虽然营养丰富，但是像肾病患者食用时就要慎重对待，切莫过量。

肾结石、肾结核的食疗方例

1 洋葱怎么治肾结石

洋葱烧灰，用少量烧酒调服30克/次，早、晚各1次。

2 活血丹怎么治肾结石

鲜活血丹30克加水煎取汁服，连服1～2个月，逐日增量，增至180克为止。

3 荠菜怎么治肾结核

荠菜30克以水600毫升煮至200毫升，磕入鸡蛋1个再煎至蛋熟，加食盐少许，喝汤吃蛋。

4 马齿苋怎么治肾结核

鲜马齿苋1千克捣烂，入黄酒1升内泡3日，滤取汁。饭前饮20毫升/次。

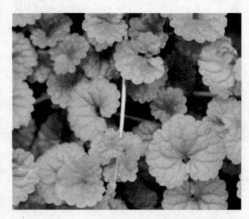

⑤ 豆腐怎么治肾结核

豆腐400克切1厘米见方的丁。黄鱼1条（约200克）去鳞、鳃、内脏、脊鳍，入盆，浇酱油略腌。炒锅放油烧热，投葱、生姜煸香，入黄鱼、黄酒、白糖、酱油、水烧沸后炖10分钟，加豆腐、精盐烧沸后调味精。汤盆中先入食醋、青蒜段、香菜末，再入烧好的黄鱼、豆腐连汤。佐餐食。功能健脾开胃，益气填精。

其他肾病的食疗方例

① 鱼腥草怎么治肾病综合征

干鱼腥草100～150克入沸水100毫升浸泡半小时。代茶饮，1剂/日，3个月疗程，疗程间隔2～3日（服药期间不用其他药物）。

② 胡桃仁怎么治肾虚

胡桃仁100克去种皮、捣碎如泥，与龟甲胶、驴皮胶各20克加水200毫升以小火熬成胶。温开水送服10～20克/次，2次/日。功能滋阴润肺，补肾固精。

③ 栗子怎么治肾虚

干栗子肉250克、粳米100克加水1升烧沸后改小火熬粥，调白糖。早、晚空腹食。功能补肾强腰。

④ 桑葚怎么治肾虚水肿

桑葚子30克，生薏苡仁、葡萄干各20克，加粳米、水各适量共煮粥，服2次/日。

⑤ 豆腐怎么治肾癌

嫩豆腐、鸡血块各500克，切小方块，焯透沥水，用湿布包住压紧，凉后去布包，切2厘米方块。锅内入熟猪油烧热，投豆腐鸡血块、黑木耳末、笋片各30克，葱末、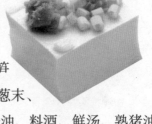生姜末、酱油、料酒、鲜汤、熟猪油搅匀，汁浓时用湿淀粉勾芡，淋花椒油。佐餐食。功能活血、祛风、通络。

⑥ 白茅根怎么治肾盂肾炎

将白茅根、干西瓜皮、芦根、鲜丝瓜秧适量，煎汤当茶饮，每天数次，连服1周即可痊愈。功能消炎利尿，主治肾盂肾炎。

⑦ 桑葚怎么治急性肾小球肾炎

桑葚、芡实20克，柳枝15克，甘草3克，共加水煎服。功能祛风利湿，通水消肿。

捕捉尿毒症的蛛丝马迹

在众多的肾脏病患者中，有不少患者因肾功能减退而进入尿毒症期还不自知，还有的人甚至自觉身体健康，一旦医生告诉他已是尿毒症时，简直不敢相信，且不肯接受这一客观事实。其实尿毒症的发生发展，有一个较长的逐渐加重的过程。尽管这个过程有时十分隐蔽，但仍然有不少蛛丝马迹可寻。只要善于发现这些不显眼的迹象，及时到医院去检查尿液和血，便能使之露出"庐山真面目"。尿毒症的蛛丝马迹主要有：

1.面色苍白　这是尿毒症贫血所致。由于这种表现发生发展十分缓慢，因而在较短的时间内不会出现明显的"反差"。

2.水肿　这是一个比较易于觉察的表现。但由于开始时水肿间歇出现而症状较轻，可能未引起患者的注意。常见的症状是早晨起床时眼睑水肿，午后消退；劳累后，双脚水肿，休息后消失，这常被误认为过度劳累的表现而被忽略。若发展到持续性或全身水肿时，已为晚期。

3.食欲不振　这是尿毒素潴留，影响消化功能所致。多数人未予注意。待病情发展，将会出现腹胀、恶心、呕吐、腹泻、黏液便，此时病情已较重。

4.皮肤瘙痒　因皮肤干燥失水、紫癜等引起。

5.乏力　可能是最早的表现，但也最容易被忽视，因为引起乏力的原因太多了，尤其是那些工作上"努力拼搏"，或在家务中"勇挑重担"的人，大多将之归咎于工作紧张和过于劳累。而稍加休息后症状好转，则更易使人误解。待到以后病情进一步发展，影响了全身许多系统，出现头晕、烦躁不安、高血压、充血性心力衰竭、心律紊乱等，才被觉察。

Part3 下篇 肾病的物理疗法

相对于药物治疗，物理疗法更安全，且无毒不良反应，操作较为简便。现今，诸多的物理疗法也成为人们防病祛疾的重要手段。

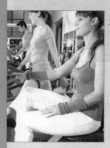
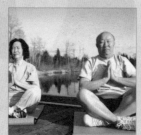
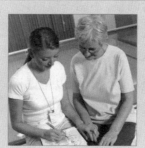
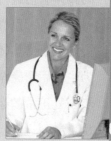
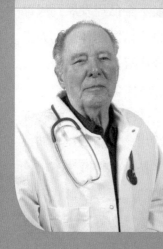
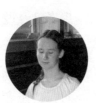
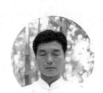
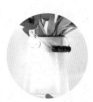

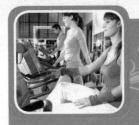

运动疗法

从"生命在于运动"这一养生的基本理论出发，通过运动强肾，是值得提倡的积极措施。

一个人身体是否健壮，与肾的强弱有关。当肾脏虚弱时，人体需要有足够的能量和热量以御守。养肾纠虚的方法很多，如多晒太阳，多食热量高和温补肾阳的食品，选服补肾的药品等等。

肾病患者的运动量需要根据肾病的具体病情进行调整，不能一概而论。一般来讲，急性肾炎痊愈后约1年内最好不要参加体育运动，应该以休息为主，病情完全稳定后，可以考虑逐步恢复正常的运动量，但也最好不要从事激烈运动。慢性肾炎患者一般不宜从事激烈运动，在肾功能正常期可以适当进行一些小运动量的锻炼，如散步、打太极拳等，以不疲劳为度。不宜从事对抗性体育运动。如果已经肾功能不全，则要以休息为主，最好不要从事体育锻炼，以免体内代谢产物增多，增加肾脏负担。

另外，肾炎患者在急性期，并有中度以上水肿，或者有中度以上高血

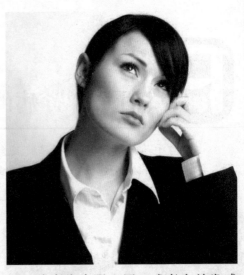

压，或者有肉眼血尿，或者有并发感染、心衰等较重的并发症，或者尿量少于500毫升等情况时，应该卧床休息。对于肾功能不全已经发展到尿毒症后期患者，也应该卧床休息。如果患者已经做了肾移植，只要情况允许，可以适当进行一些体育活动。

一般来讲，较激烈的体育锻炼对肾炎患者不适用，在病情稳定期，患者参加一些轻松的体育锻炼不仅可以，而且是必要的。锻炼的形式有散步、打太极拳、练气功等。患者可根

据自己的身体条件，选择适合自己的锻炼方式。时间的长短应根据自己的情况而定，一般以不觉疲劳为准。但在病变活动期，如血尿、蛋白尿明显，血沉增快，水肿明显，血压增高，因感冒而有发热，肾功能有损害时，应暂停锻炼，待病变活动消除，身体恢复后再开始锻炼。休息和运动是一对矛盾的统一体，适当的体育锻炼可以增强体质，使人体的功能加强，充满活力；休息时人体处于低水平代谢状态，使疲劳得以缓解。

劳逸结合是保持身体健康的重要措施。

如何掌握好休息和运动的尺度

如出现以下几种情况，患者需卧床休息：

（1）中度以上的水肿。水肿分为轻、中、重三种。一般来说，轻度水肿可见于眼睑，中度水肿见于下肢，若出现全身水肿，甚至伴有胸水、腹水，则为重度水肿。

（2）中重度高血压患者出现头痛、头晕、呕吐症状，如急性肾炎患者血压急剧升高，出现高血压脑病、头痛剧烈、呕吐、惊厥或抽搐及意识障碍，则应立即住院治疗。

（3）肉眼血尿或少尿（每日尿量在400毫升以下）。

（4）肺部感染或心功能不全导致气短，咳嗽，心慌者。

（5）急性肾炎出现氮质血症者。

（6）慢性肾功能衰竭中晚期患者。慢性肾衰患者卧床休息并不是无限制的，长期卧床休息也不利于病情的改善，若患病症状和体征减退或消失则可以适当运动。

不同病情的患者如何掌握运动量

急性肾炎一般治疗2～3周后，症状会明显改善，水肿明显减退，血压下降。肉眼血尿消失，患者可以下

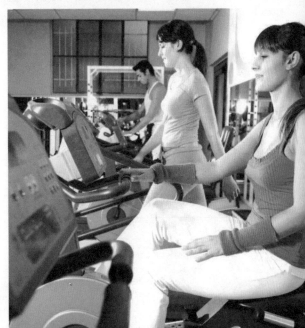

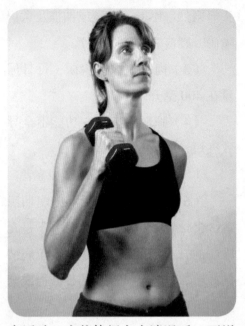

床活动、症状体征完全消退后，可增加活动量，但一般休息不少于3个月，以后可以工作和上学；慢性肾炎、肾病综合征恢复期患者无水肿、高血压等症状体征时也应适当增加活动，病情稳定、尿蛋白减少时可以从事轻微工作；慢性肾衰早、中期患者也可以进行轻松的活动和工作。

肾虚的运动疗法

太极拳：太极拳是以腰部为枢纽的一项缓慢运动，非常适合体质虚弱的中老年人锻炼。肾位于腰部，经常活动腰部，可使肾气得到充养。

腰部按摩操：两手掌对搓至手心

发热后，分别放至腰部，至有热感为止。早晚各一次，每次约200下。这一运动可以补肾纳气。

脚心刺激操：中医认为，脚心的涌泉穴是人体浊气下降的地方。经常按摩涌泉穴，可益精补肾，强身健体，防止早衰，并能舒肝明目，清喉定心，促进睡眠，增进食欲。对肾虚引起的眩晕、失眠、耳鸣、咯血、鼻塞、头顶痛等有一定的疗效。方法是：两手对掌搓热后，以左手擦右脚心，以右手擦左脚心，每日早晚各一次，每次搓300下。

缩肛功：平卧或直立，呼气时，做排便时的缩肛动作，吸气时放松，反复进行30次左右。早晚均可进行。对防治肾气不足引起的阳痿、早泄、女性性欲低下有较好的功效。

肾病的气功疗法

气功在我国具有悠久的历史，在数千年的气功实践中，积累了丰富的经验，对人们的健康长寿，祛病延年做出了很大的贡献。肾病患者可否练气功？回答是肯定的。原则上讲，除有精神障碍的患者外，几乎所有的人都可以练气功，肾病患者也不例外。只是不同的人、不同的疾病、不同的

肾病的强肾体操疗法

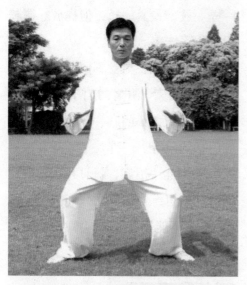

> 强肾体操的练习方法如下：

（1）自然站立，双手插腰，拇指在前，4指在后。上身尽可能向左侧弯，直到不能再弯时再向右侧弯，左右各做15次。

（2）自然站立，双手插腰，拇指在后，4指并拢在前，轻按脐下10厘米处。然后身体尽可能向前后俯仰，注意膝部不可弯曲，这样前后各做15次。

（3）双脚并拢伸直，仰卧床上（木床为宜）。不用手支撑，只靠腰部力量使上身坐起，双手插腰（拇指在前、4指在后），做15次。

（4）双脚并拢伸直，仰卧床上（木床为宜）。双手握拳放在脐下10厘米处右小腹上，以此双拳为支点，如跷跷板似地摆动，做15次。

身体状况，其练功的方式有所不同。如急慢性肾炎，肾病综合征，慢性肾功能不全或有明显水肿、高血压的患者，应以练静功为主，且以卧姿或坐姿为佳；病情较轻、较稳定时，如慢性肾炎恢复期，则也可选择其他功种来练。而保健按摩功则适用于任何肾病患者。不过肾病患者在练功过程中应注意以下事项：

（1）练功的时间不宜过长，以练功结束时不感到疲劳为原则。

（2）要掌握正确的练功方法。

（3）要根据身体的具体情况，随时调整练功的方法和时间，如病情出现变化，就应休息一段时间再练，不要勉强。

（4）要持之以恒。

提肾功疗法

> 此功不同于古代的"兜肾囊"，也不同于日本《冈田氏静坐法》的"入力下腹"，它是一种新的运动疗法。

此功简单易行，男女老幼都能练，练时一般不会出偏差，无弊端。

1 练功方法

端坐凳上，双脚踏地，脚宽同肩，双手放大腿上，掌心向上或向下均可。坐时注意不坐满凳，可坐在凳边。练习数日，熟练后可不拘形式，随时随地可练。

集中思想于下部（即会阴部，详见下文）。随着呼吸，下部一提一放，一紧一松，即使暗劲往上往里提缩，如忍小便状。

呼吸采取腹式顺呼吸法，即呼气时，腹部凹进，同时略用些力将下部上提，也即一紧；吸气时，即将下部随着呼吸凸出而下放，即一松。这样，随着呼吸，一紧一松，反复练习。熟练后，即可不管呼吸，随时可提放、紧松，甚至和别人谈话时也可将下部一提一放，一紧一松，但提放、紧松的次数不能多。

所谓下部，男女不同；在男性系指睾丸、精索、阴茎、肛门括约肌等；在女性系指大小阴唇、阴道、阴蒂、肛门括约肌等。

采用此法治病，每日几次不限，随时随地可练，但每次只能提缩十几次，最多不能超过20次。练过一次后，必须过一段时间再练。

2 注意事项

（1）每次提缩不能超过20下，否则会引起紧张不适。

（2）有高血压病史的人每次提缩次数要减少，否则可能引起血压升高，头晕脑胀。

（3）有失眠症者晚上不能练，以免引起失眠。

3 适应证

膀胱炎、肾结核、血尿、前列腺炎、遗精、肾结石、功能性子宫出血、胃肠炎、腰椎肥大性关节炎、再生不良性贫血、神经衰弱等。

提肾功除对泌尿系统和生殖系统病症能取得一定疗效外，对全身性其他慢性病也有一定的治疗作用。

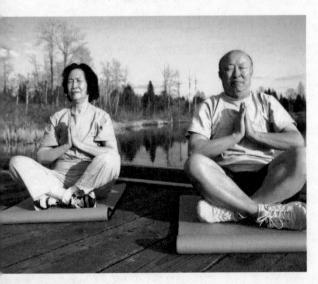

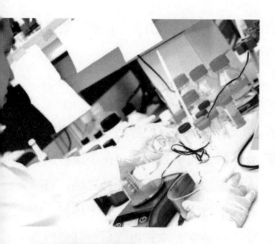

水的代谢及电解质的平衡。

（5）抗炎。

（6）镇静情绪。可见，提肾功的作用可能同肾上腺素的上述作用有密切关系。

其他功法

④ 理论探讨

练提肾功可在大脑皮质与内脏反射的范围中，牵涉到内分泌腺，特别是脑下垂体的调节作用。因此，练功可使垂体前叶内分泌素（促肾上腺皮质激素）和肾上腺内分泌素（考地松）两者之间的关系密切起来，从而产生一系列的治疗功效。也就是说，此功可能是通过脑垂体的调节来影响肾上激素的分泌，从而产生疗效的。

提肾功原非指提肾上腺，而是指提生殖器官，但由于它的作用与内分泌肾上腺素分不开，因而便能产生这样的作用。据医学研究，肾上腺素对下列六个方面有一定作用：

（1）抵御气温、气压的变化。

（2）抵抗微生物传染、中毒和创伤止血。

（3）消除疲劳。

（4）控制蛋白质、糖、脂肪、

① 导引法

平身正坐，脚踏实地，全身放松，随用两手的食指和大指分执左右两耳尖，向上提引三五次；次执两耳垂珠，向下牵引三五次。这种方法旧说叫"修治城郭"，是导引金水两脏的方法。再次两掌凭胸先左后右，做左箭右弓的左右开弓姿势，左右交换操作三五次，同时转身扭腰，顺着左

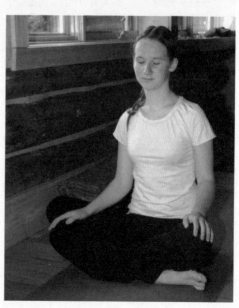

右开弓箭手的姿势转扭。最后合口砥舌，用意识目视头顶，同时提缩肛门，如同忍大便似的，提缩好了，即把六个大牙微微用一点力咬紧，同时反用双掌，贴在背后的肾俞穴（脊柱十四椎两旁的 1.5 寸处，与脐相平行），轻轻摩擦着，以觉得微热为度，摩擦100 ~ 300 下。如此坚持练习，长年不断，能够获益于无形，逐渐使肾脏功能加强，症状消失，而且一般来说没有流弊。

2 强肾桩

右抱球式：松静站立后，两手从身体两侧向里划圆圈，在小腹右侧前方成抱球状。两手有开合之感，右腿有气下行之后，将两手分于体侧，恢复松静站立。本式得气后可补命门真

健康宝典

适合老年人的强肾运动

老年人的肾虚多表现为：腰膝酸软无力，并且伴有夜尿多、头晕、耳鸣、心烦、失眠等症状。此类均属慢性疾病，采用以下运动疗法具有理想的效果。

1.练太极拳　太极拳是以腰部为枢纽的一项缓慢运动，非常适合体质虚弱，尤其是肾虚、腰膝酸软无力的老年人。

2.搓揉头皮　用左右手交替轻揉头皮，早晚各 1 次，每次 30 下。有助于疏通经络、强肾壮腰，防治头晕、脱发。

3.叩牙固齿　肾气与牙齿关系密切，肾气足则牙齿坚固，每天不拘时叩齿，每次30 下。有利于齿根气血通畅，延缓牙齿脱落。

4.鸣天鼓耳　先将两手掌心轻压两耳，再以中指和食指交替弹击后脑，早晚各 1 次，每次 30 下。可健脑聪耳，防治因肾虚引起的耳鸣。

5.按摩腰部　先将两手掌对搓至掌心发热，再分别轻压腰部上下按摩，早晚各 1 次，直到腰部有热感为止。此法可益精补肾，防治腰部乏力、夜尿多等症。

6.按摩足心　临睡前先用热水泡脚，再按摩足心涌泉穴，每次 60 下。有滋阴、强肾、降火之功，可防治心烦、失眠等肾虚热症。

7.缩肛　全身放松，自然呼吸。方法是在吸气时缩肛，俗称提代，呼气时放松，每晚 1 次，每次反复 30 下。有利于促进盆腔周围的血液循环，对肾气不足引起的阳痿、早泄有疗效。

8.多动下肢　老年人经常活动下肢，如步行、蹬楼梯等，能够使浑身血液通畅，防治肾气衰弱。中医认为，下肢主要为肾所主，多加锻炼有助于延年益寿。

火，温养脏腑，补阳益阴。练习5分钟。

左抱球式：松静站立后，其操练方法同上式，除方向变换外，其他相同。本式可滋阴补肾，以阴补阳，经脉通于全身，真气从之，最后引气左足。练习5分钟。

③ 济阳步

取松静站立姿势，两手重叠，内外劳宫相对，男子左手在下，女子右手在下，手扶小腹，内劳宫对准气海穴。吸气时，男子左脚向前迈出（女子先迈右脚）3步，脚尖先着地，呼气时，小腹内收提肛缩肾，从右脚开始向前迈出3步，一般可连续90步。本式能补气升阳。

④ 吹字功

发音："吹"chui（吹）阴平，音"炊"，读"蚩威"。

口型：口微张，两嘴角稍向后咧，舌微向上翘，微上后收。稍有前挺之劲。

动作：随吸气之势两臂以自然之势，由肾俞上提，经肾经之俞府，指尖朝下，两手提至胸前，随即向上向前划圆弧，撑圆，两手指尖相对，在胸前成抱球状。呼气时并读"吹"字，同时屈膝下蹲，抱球下落，身体

尽力保持正直，膝关节垂直不超过足尖，提肛缩肾，小腹尽力后收，臀部上提。高矮式之要求，根据个人之体质不要勉强，所谓顺其自然，率性为本，不得强人所难。年轻筋柔者能抱膝，年老体弱、筋肌僵硬者，抱至小腹呼气尽，即可随吸气之势而起立。呼气尽，随吸气之势两臂自然下垂于身体两侧，徐徐而起立，吸气尽，身体立直如预备式，稍休息，再按上述要领做第二次呼气，共呼6次为一遍。

意念：以意领气，使肾经之脉气，由足心涌泉穴，出内踝前大骨边的然谷穴，循踝骨的后方下行入足跟部，上行经小腿肚内侧出腘窝经股部后缘，贯穿脊柱入肾脏，同时与膀胱联系，直行之脉从肾上行经肝和横膈膜入肺脏，沿喉咙挟舌根；另一支从肺输出，联系心脏注于胸内之膻中穴，与任脉、心包脉相衔接，经天池、极泉、曲泽、大陵、劳宫穴至中指尖中冲穴。

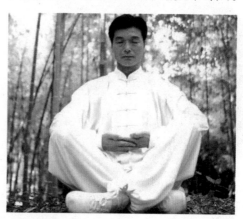

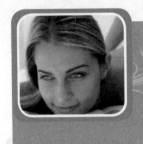

按摩疗法

> 按摩疗法是一种有着悠久历史的有效疗法，经大量临床实践证明，按摩对于多种肾脏疾病都有着显著的疗效。

肾病按摩疗法

疗法一：①操作方法：两手搓热，手指并拢，手掌摊开，紧贴面部，以双手中指的指腹部为先导，分别从鼻翼两旁的迎香穴开始，沿鼻柱两侧缘向上推擦，经目内眦、眉头等处到达前额部。然后两手左右分开，横推至两鬓，两掌心也随之掩眼而过，由两鬓再向下，经过颞部的太阳穴及耳前、面颊等部，返回到鼻翼两旁之起点。再重新开始，按上述路线循环进行。

②按摩作用：浴面有畅通气血、祛散风寒、明目通窍、醒脑提神及美

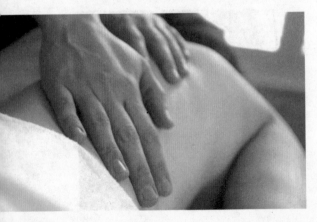

容等作用。可用于防治感冒、头痛、神经衰弱等。对慢性肾炎之休虚易感冒者甚宜。

疗法二：用两手中指擦鼻的两侧，由攒竹至迎香。

功效：有通鼻开窍之效，可用于防治肾病之体虚感冒。

疗法三：五指略微张开，按于额上，由前向后，顺手运顶摩发，宛如梳头之状。

功效：因五指分开，正好作用于分布在头顶部的五条经脉，头颞两侧又是胆经的分野，故运顶有疏通气血、散风行湿、清泄肝胆之火的作用，可用于防治本病之高血压、失眠、头痛、神经衰弱等症。

肾虚按摩疗法

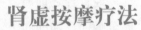

1 按摩涌泉穴

涌泉穴是人体少阴肾经上的要

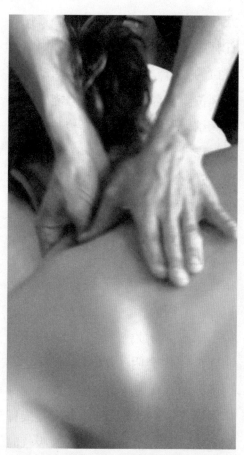

再用大拇指指肚点按涌泉穴49下，以感觉酸痛为度，两脚互换。末了，再用手指点按肩井穴，左右各49次即可。

2 按摩足三里

足三里是人体足阳明胃经上的要穴。它位于腿部外膝眼下三寸，距胫骨前缘外侧一横指处。足三里是个保健穴，经常用不同的方法刺激它，可健脾壮胃，扩张血管，降低血液凝聚，促进饮食尽快消化吸收，扶正祛邪，提高人体的免疫力，消除疲劳，恢复体力。此穴主治：胃病、腰痛、腹泻、痢疾、便秘、头痛眩晕，下肢瘫痪，半身不遂，肾脏虚弱，消化系统疾病。常用保健手法是穴位点按，用双手大拇指指肚点按足三里，每次108下，以感觉酸痛为度。

3 按摩命门穴

命门穴是人体督脉上的要穴。位于后背两肾之间，第二腰椎棘突下，与肚脐相平对的区域。命门穴，为人体的长寿大穴。命门的功能包括肾阴和肾阳两个方面的作用。

经常擦命门穴可强肾固本，温肾壮阳，强腰膝，固肾气，延缓人体衰老；疏通督脉上的气滞点，加强与任

穴。它位于足底中线前、中1/3交点处，即足趾屈时，足底前凹陷处。涌泉穴是人体长寿大穴，经常按摩此穴，则肾精充足，耳聪目明，发育正常，精力充沛，性功能强盛，腰膝壮实不软，行走有力。并能治疗多种疾病，如昏厥、头痛、休克、中暑、偏瘫、耳鸣、肾炎、阳痿、遗精、各类妇科病和生殖系统疾病。涌泉穴的保健手法主要是按摩。方法：睡前端坐，用手掌托来回搓摩涌泉及足底部108次，要满面搓，以感觉发烫发热为度，搓毕，

脉的联系，促进真气在任督二脉的运行；并能治疗阳痿、遗精、脊强、腰痛、肾寒阳衰、行走无力、四肢困乏、腿部水肿、耳部疾病等症。命门穴的锻炼方法为用手掌摩擦命门穴及两肾，以感觉发热发烫为度，然后将两掌搓热捂住两肾，意念守住命门穴约10分钟即可。

4 按摩会阴穴

会阴穴是人体任脉上的要穴。它位于人体肛门和生殖器的中间凹陷处。会阴穴，为人体长寿要穴。会阴，顾名思义就是阴经脉气交会之所。此穴与百会穴互相依存，统摄着真气在任督二脉的正常运行，维持体内阴阳气血的平衡，它是人体生命活动的要害部位。经常按摩会阴穴，能疏通体内脉结，促进阴阳气的交接与循环，对调节生理和生殖功能有独特的作用。按摩会阴穴，还可治疗痔疮、便血、便秘、妇科病、尿频、溺水窒息等症。

会阴穴的保健方法有三。其一是点穴法：睡前半卧半坐，食指搭于中指背上，用中指指端点按会阴108下，以感觉酸痛为度。其二是意守法：姿势不限，全身放松，将意念集中于会阴穴，守住会阴约15分钟，久之，会阴处即有真气冲动之感，并感觉身体轻浮松空，舒适无比。其三是提肾缩穴法：取站式，全身放松，吸气时小腹内收，肛门上提（如忍大便状），会阴随之上提内吸，呼气时腹部隆起，将会阴肛门放松，一呼一吸共做36次。

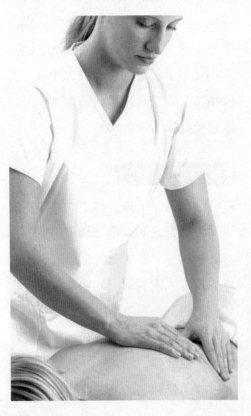

健肾按摩疗法

祖国医学认为，肾为"先天之本""生命之根"。肾亏或肾气过早衰退的人，可呈现内分泌功能紊乱，免疫功能低下，并可影响其他脏腑器官的生理功能，导致早衰。

要想肾精充盛、肾气健旺，保健按摩是一种有效的方法。这里介绍几种能够健肾强身的简易按摩法。

1 揉丹田

丹田位于肚脐下 1 ~ 2 寸处，相当于石门穴位置。方法是将手搓热后，用右手中间三指在该处旋转按摩 50 ~ 60 次。能健肾固精，并改善胃肠功能。

2 按肾俞

肾俞穴位于第二、三腰椎间水平两旁 1 寸处，两手搓热后用手掌上下来回按摩 50 ~ 60 次，两侧同时或交替进行。对肾虚腰痛等有防治作用。

3 摩涌泉

涌泉穴位于足心凹陷处，为足少阴肾经之首穴。方法是用右手中间三指按摩左足心，用左手中间三指按摩右足心，左右交替进行，各按摩 60 ~ 80 次至足心发热为止，能强筋健步，引虚火下行，对心悸、失眠、双足疲软无力等有防治作用。

以上三法，依次而行，早晚各一次，常年不断，具有补肾健脑，增强智力的功效，并且能安心宁神，舒肝明目。此外还可以端坐在椅子上，将左脚抬起放在右腿上，用左手按住左脚踝部，用右手拿一块干净的擦脚布，用中等力量沿脚掌前后摩搓 10 ~ 15 次。然后换另一只脚施行。按摩穴位时坐姿相同。先找到涌泉穴，在脚掌前部 1/3 处（不算脚趾），划一横线，正中间就是涌泉穴。将拇指放在穴位上，用较强的力量揉 20 ~ 30 次，然后换脚施行。

摩耳按摩疗法

肾是人体重要器官之一，乃先天之本。肾脏功能是否正常，对健康有着举足轻重的作用。《黄帝内经·素问》早就阐述了人体衰老原因："肾气衰，精气亏，天癸竭。"并强调"肾气有余，气脉常勇"是延年益寿的首要条件。中医学说认为肾主藏精，开窍于耳，医治肾脏疾病的穴位有很多在耳部。所以经常摩耳可起到健肾强身的作用。

摩耳的具体方法有以下几种：

1 拉耳屏

双手食指放耳屏内侧后，用食指、拇指提拉耳屏，自内向外提拉，由轻到重，牵拉的力量以不感疼痛为限，每次 3 ~ 5 分钟。此法可并治头痛、头昏、神经衰弱、耳鸣等疾病。

2 扫外耳

以双手由后向前扫耳朵，这时会听到"嚓嚓"的声音。每次 20 下，每日数次，只要长期坚持，必能强肾健身。

3 拔双耳

两食指伸直，分别插入两耳孔，旋转 180 度。往复 3 次后，立即拔出，耳中"叭叭"鸣响。一般拔 3 ~ 6 次。此法可促使听觉灵敏，并有健脑之功。

4 鸣天鼓

两掌分别紧贴于耳部，掌心将耳盖严，用拇指和小指固定，其余三指一起或分指交错叩击头后枕骨部，即脑户、风府、哑门穴处，耳中"咚咚"鸣响，如击鼓声。该方法有提神醒脑、宁眩聪耳之功效，不仅可作为日常养生保健之法，而且对于中老年人常见的耳鸣、眩晕、失眠、头痛、神经衰弱等病症有良好的疗效。

5 摩耳轮

双手握空拳，以拇指、食指沿耳轮上下来回推摩，直至耳轮充血发热。此法有健脑、强肾、聪耳、明目之功，可防治阳痿、尿频、便秘、腰腿痛、颈椎病、心慌、胸闷、头痛、头昏等疾病。

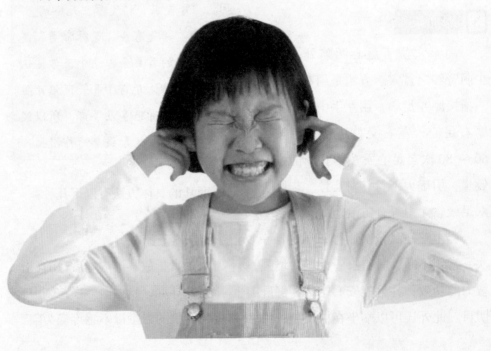

6 摩全耳

双手掌心摩擦发热后，向后按摩腹面（即耳正面），再向前反复按摩背面，反复按摩 5 ~ 6 次。此法可疏通经络，对肾脏及全身脏器均有保健作用。

健康宝典

如何认识肾虚形成的原因？

肾虚是肾脏精气阴阳不足所产生的诸如精神疲乏、头晕耳鸣、健忘脱发、腰脊酸痛、遗精阳痿、男子不育、女子不孕、更年期综合征等多种病症的一个综合概念。关于肾虚形成的原因，可归结为两个方面，一为先天禀赋不足，二为后天因素引起。

从引起肾虚的先天因素来看，首先是先天禀赋薄弱，由于父母体弱多病，精血亏虚时怀孕；或酒后房事怀孕；或年过五十精气力量大减之时怀孕；或妊娠期中失于调养，胎气不足等等都可导致下一代肾精亏虚，成为肾虚形成的重要原因；其次，如果肾藏精功能失常就会导致性功能异常，生殖功能下降，影响生殖能力，便会引起下一代形体虚衰。

从肾虚形成的后天因素来看，有以下几个方面：

竞争残酷，压力过大　现代文明带来的困惑，使多数人承受着巨大的身心压力，身心俱疲，精力衰退，从而出现肾虚症状。

生活无节　吸烟，饮酒，作息没有一定的规律，过度劳累，均会损伤肾脏致使肾虚。

纵情色欲　不良习惯，如过度手淫，性生活过频，可直接损伤人体的肾精，造成肾虚。

现代污染　环境污染、空气污染、食品污染、核磁辐射、噪声等使许多毒素淤积在人体内，进而可能导致肾虚。

滥用药物　很多药物对肾脏有损伤，例如，庆大霉素、丁胺卡那、复方新诺明等；其次，食物中的农药、化肥，可直接损伤人体的肾脏；另外，滥用壮阳药物对人体危害极大，望大家戒之。

肾精自衰　人过中年以后，人体肾精自然衰少，这属于自然规律，但肾精自衰的早迟、快慢，又取决于机体的强弱和平时调摄是否得当，如素体本虚之人，加上烟酒、过度房劳，势必加快肾精自衰的过程。

他病及肾　人体各脏腑之间，不仅在生理上具有相互滋生、相互制约的关系，而且病理上常相互影响。当某一脏腑发生病变时，除了表现本脏的症候外，而且在一定的条件下，还可影响其他脏腑而出现病症，所以人体其他脏腑的病变也可能导致肾虚的发生。

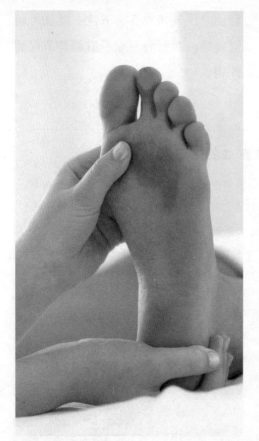

足部按摩法

人老脚先老。足道是门保健的艺术。从中医的角度讲，人体穴位最密集的部位就是脚底，共有76个穴位之多。常常做脚底按摩，能缓和人体的疲劳紧张，使身体健康，延年益寿，增强精力，特别有助于改善睡眠状态。除了经常在外做足道，其实日常在家里，洗完澡泡完脚之后，可以自己采取推法按摩按摩脚部：

位置：脚底板上半部"人字形"下约1厘米处，为肾反射区。

手法：双手大拇指并拢，用力摁住该位置，往上推36次，至脚底发热为止。

功效：此方法对肾虚者有一定的益处。

搓腰眼穴健肾法

腰眼穴位于背部第三椎棘突左右各开3～4寸的凹陷处。中医认为，腰眼穴居带脉（环绕腰部的经脉）之中，为肾脏所在部位。肾喜温恶寒，常按摩腰眼处，能温煦肾阳、畅达气血。介绍几种按摩方法：

（1）两手对搓发热后，紧按腰眼处，稍停片刻，然后用力向下搓到尾闾部位（长强穴）。每次做50～100遍，每天早晚各做一次。

（2）两手轻握拳，用拳眼或拳背旋转按摩腰眼处，每次5分钟左右。

（3）两手握拳，轻叩腰眼处，或用手捏抓腰部，每次做3～5分钟。

中医认为，用掌搓腰眼和尾闾，不仅可疏通带脉和强壮腰脊，而且还能起到聪耳明目、固精益肾和延年益寿的作用。中年人经常搓腰眼，到了老年可保持腰背挺直，还能防治风寒引起的腰痛症。现代医学研究证明，按摩腰部既可使局部皮肤里丰富的毛细血管网扩张，促进血液循环，加速代谢产物的排除，又可刺激神经末梢，温和刺激神经系统，有利于病损组织的修复，提高腰肌的耐力。所以，按摩腰部对慢性腰肌劳损、急性腰扭伤可起到较好的防治作用，对于椎间盘突出症、坐骨神经痛等病也有一定疗效。

补肾壮腰按摩疗法

（1）摩擦足心法：每天晚上临睡前，用温水连洗带泡，边洗边用手摩擦双脚，约15分钟后擦干。然后先将左脚抬起，搁在右腿膝部，用左手握脚趾，尽力往外扳，用右手摩擦足底心，摩擦至发热为止，然后换脚。本法有滋肾阴降虚火之效。

（2）按揉腰眼法：两手握拳，手臂往后，用两手拇指的指掌关节突出部位，自然按于腰眼穴（在第四腰椎旁约2寸的凹陷中）。然后向内逐渐用力做环形旋转按摩，以有酸胀感为好，持续按揉10分钟左右，每日早晚各一次。

（3）刺激腰椎法：取直立位，两足分开与肩同宽，双手拇指紧按第二腰椎两侧、第三腰椎两侧，每次约5分钟，每天数次。本法可促进性腺的内分泌功能，提高性反应能力。

（4）捶腰背法：通过对背部穴位的刺激，达到疏通经脉、调和脏腑气血之目的，可防治腰背酸痛、腰膝无力、阳痿等症。

方法：双手握拳，用拳的虎口部敲击腰部脊柱的两侧。

按摩脚心能增强血脉运行，调理脏腑，舒通经络，增强新陈代谢，从而强身健体，祛除病邪。

人的脚掌密布许多血管，故科学家把脚掌称为人的"第二心脏"，脚心的涌泉穴是足少阴肾经的起点。按

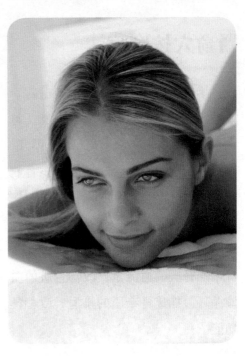

摩这个穴位，有滋阴补肾、颐养五脏六腑的作用。经常按摩脚心，能活跃肾经内气，强壮身体，防止早衰，有利于健康长寿。老年人常按摩脚心，还能防止腿脚麻木，行动无力，脚心冷凉等现象。

按摩脚心时，还要多动脚趾。祖国医学认为，大脚趾是肝、肺两经的通路。多活动大脚趾，可舒肝健脾，增进食欲，对肝脾肿大也有辅助疗效。第四趾属胆经，按摩可防便秘、肋骨痛。常按摩脚心、脚趾，对神经衰弱、顽固性膝踝关节麻木痉挛、肾虚、腰酸腿软、精神性阳痿、失眠、慢性支气管炎、周期性偏头痛及肾功能紊乱等都有一定的疗效或辅助治疗作用。

肾俞穴按摩疗法

坚持按摩、击打、照射肾俞穴，增加肾脏的血流量，改善肾功能。每晚临睡前，坐于床边垂足解衣，闭气，舌抵上腭，目视头顶，两手摩擦肾俞穴，每次 10 ~ 15 分钟。每日散步时，双手握空拳，边走边击打肾俞穴，每次击打 30 ~ 50 次。通过上述方法，可增加肾脏的血流量，改善肾脏的血液循环，加速肾杂质的排泄，改善肾功能。

健康透视

如何面对肾虚

肾虚是人体衰老的体现，分为肾阴虚和肾阳虚。在临床上，阴虚较阳虚更为常见。肾阳虚的表现是面色苍白或黧黑，腰膝酸冷，四肢发凉，精神疲倦，浑身乏力等。肾阴虚的表现是眩晕耳鸣，面色发红，腰膝酸软而痛，齿松发脱，形体消瘦等。肾虚可以影响到人体的整体状态。

针对肾虚，你可以采取以下办法：

1.经常活动腰部，可使腰部气血循环畅通，使肾气不断得到充养。适宜的运动能改善体质，促进营养物质的消化吸收，从而巩固肾气。

2.多吃含铁、蛋白质的食物，如木耳、大枣、乌鸡等；还要多吃韭菜、海参、人参等。

3.按摩腰部和脚心。脚心的涌泉穴是浊气下降的地方，经常按摩涌泉穴，可益精补肾、强身健体、防止早衰。

4.有选择地使用药物治疗。中药有许多留传千年、疗效卓著的补肾名方，可遵医嘱采用。

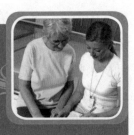

针刺疗法

针刺疗法是以中医理论为指导，运用针刺防治疾病的一种方法。

针刺疗法具有适应证广、疗效明显、操作方便、经济安全等优点，深受广大群众和患者的欢迎。

注：为让患者更好的了解针刺治疗肾病的操作手法，避免因不当操作引起的医疗事故，本节有必要在前面加入一些针刺的常识和基本手法，望读者仔细阅读。此外，在施治时，须有专业医生进行指导才可施治，患者切不可盲目操作。

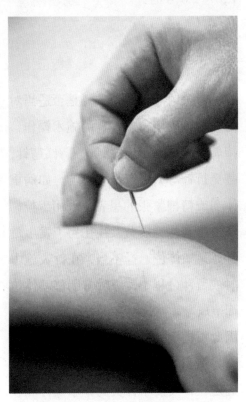

选择针具

针具选择应以具有一定的硬度、弹性和韧性为准，临床上有金质、银质和不锈钢三种。金质、银质的针，弹性较差，价格昂贵，故较少应用。临床应用一般以不锈钢针为多。选针具应根据患者的性别、年龄的长幼、形体的肥瘦、体质的强弱、病情的虚实、病变部位的表里浅深和所取俞穴所在的具体部位，选择长短、粗细适宜的针具。如男性、体壮、形肥，且病变部位较深者，可选稍粗稍长的毫针。反之若女性、体弱、形瘦，而病变部位较浅者，就应选用较短较细的针具。至于根据俞穴的所在具体部位进行选针，一般是皮薄肉少而针刺较浅的俞穴，选针宜短而针身宜细；皮厚肉多而针刺宜深的俞穴宜选用针身稍长稍粗的毫针。临床上选针常以将针刺入俞穴，而针身还应稍露在皮肤上为宜。如应刺入0.5寸，可选1.0寸的针，应刺入1.0寸时，可选1.5～2.0寸的针。

选择体位

针灸时患者体位选择是否适当对俞穴的正确定位，针灸的施术操作，持久地留针以及防止晕针、滞针、弯针，甚至折针等，都有很大影响。如病重体弱或精神紧张的患者，采用坐位，易使患者感到疲劳，往往易于发生晕针。又如体位选择不当，在针灸施术时或留针过程中，患者常因移动体位而造成弯针、滞针，甚至发生折针事故。因此根据病情选取俞穴的所在部位，选择适当的体位，既有利于俞穴的正确定位，又便于针灸的施术操作和较长时间地留针而不致疲劳。临床上针刺时常用的体位，有如下几种：

1 仰卧位

适宜取头、面、胸、腹部俞穴和上、下肢部分俞穴。

2 侧卧位

适宜取身体侧面少阳经俞穴和上、下肢的部分俞穴。

3 伏卧位

适宜取头、项、脊背、腰尻部俞穴和下肢背侧及上肢部分俞穴。

4 仰靠坐位

宜取前头、颜面和颈前等部位的俞穴。

5 俯伏坐位

适宜取后头和项、背部的俞穴。

6 侧伏坐位

适宜取头部的一侧，面颊及耳前后部位的俞穴。

消　毒

针灸前必须做好消毒工作，其中包括针具消毒，俞穴部位的消毒和医生手指的消毒。消毒的方法如下。

1 针具消毒

有条件时，可用汽锅消毒，或用75%酒精消毒。后者将针具置于75%酒精内，浸泡30分钟，取出拭干应用。置针的用具和镊子等，可用2%来苏溶液与1∶1000的升汞溶液浸泡1～2小时后应用。对某些传染病患者用过的针具，必须另行放置，严格消毒后再用。

★ 专家提醒

针灸疗法禁忌症

1. 患者在过度饥饿、暴饮暴食、醉酒后及精神过度紧张时，禁止针灸。

2. 孕妇的少腹部、腰骶部、会阴部及身体其他具有通气行血功效的部位，针灸后会产生较强针感的穴位（如合谷、足三里、风池、环跳、三阴交、血海等），禁止针灸。月经期禁止针刺。

3. 患有严重的过敏性、感染性皮肤病者，以及患有出血性疾病者（如血小板减少性紫癜、血友病等）。

4. 小儿囟门未闭时头顶部禁止针灸。

5. 重要脏器所在处，如胁肋部、背部、肾区、肝区不宜直刺、深刺；大血管走行处及皮下静脉部位的俞穴如需针灸时，则应避开血管，使针斜刺入穴位。

6. 对于儿童、破伤风、癫痫发作期、躁狂型精神分裂症发作期等，针灸时不宜留针。

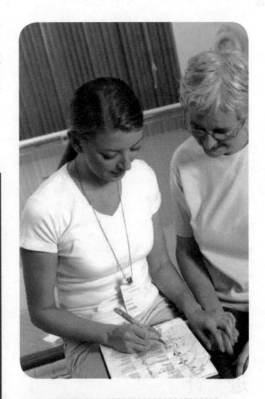

2 俞穴和医者手指的消毒

在需要针刺的俞穴部位消毒时，用75%酒精棉球擦拭即可。在拭擦时应由俞穴部位的中心向四周绕圈擦拭。或先用25%碘酒棉球擦拭，然后再用75%酒精棉球涂擦消毒。俞穴消毒后，切忌接触污物，以免重新污染。

在给医生的手指消毒前，医生应先用肥皂水将手洗刷干净，待干后再用75%酒精棉球擦拭即可。施术时医生应尽量避免手指直接接触针体，如必须接触针体时，可用消毒干棉球作间隔物，以保持针身无菌。

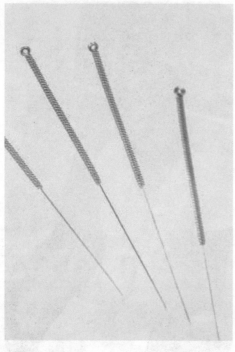

进 针

在进行针灸操作时，一般应双手协同操作，紧密配合。左手抓切按压所刺部位或辅助针身，故称左手为"押手"；右手持针操作，主要是以拇、食、中三指挟持针柄，其状如持毛笔，故称右手为"刺手"。

留 针

将针刺入俞穴行针施术后，将针留置穴内，称为留针。留针的目的是为了加强针刺的作用和便于继续行针施术。一般病症只要针下得气而施以适当的补泻手法后，即可出针或留针

10～20分钟；但对一些特殊病症，如急性腹痛、破伤风、角弓反张、寒性、顽固性疼痛或痉挛性病症，即可适当延长留针时间，有时留针可达数小时，以便在留针过程中作间歇性行针，以增强、巩固疗效。

出 针

在行针施术或留针后即可出针。出针时一般先以左手拇、食指按住针孔周围皮肤，右手持针作轻微捻转，慢慢将针提至皮下，然后将针起出，用消毒干棉球揉按针孔，以防出血。若用除疾、开阖、补泻时，则应按各自的具体操作要求，将针起出。出针后患者应休息片刻方可活动，医生应检查针数以防遗漏。

针刺疗法的注意事项

在针灸治疗过程中，由于患者心理准备不足等多种原因，可能出现如下异常情况，应及时处理。

1 晕 针

晕针是针灸治疗中较常见的异常情况，主要由于患者心理准备不足，对针灸过度紧张，或者患者在针灸前

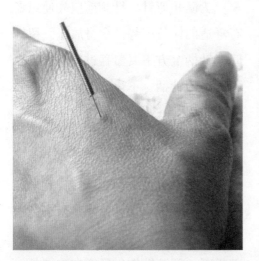

处于饥饿、劳累等虚弱状态，或患者取姿不舒适，术者针刺手法不熟练等。如患者在针刺或留针过程中突然出现头晕、恶心、心慌、面色苍白、出冷汗等表现，此时应立即停止针刺，起出全部留针，令患者平卧，闭目休息，并饮少量温开水，周围环境应避免嘈杂。若症状较重，则可针刺人中、内关、足三里、素髎等穴，促其恢复。经上述方法处理后如不见效并出现心跳无力，呼吸微弱，脉搏细弱，应采取相应急救措施。

为了防止晕针，针灸前应先与患者交待针灸疗法的作用，可能出现的针感，消除患者的恐惧心理。对于过度饥饿、体质过度虚弱者，应先饮少量水后再行针灸；对于刚从事重体力劳动者，应令其休息片刻后再针灸。

2 滞 针

在针刺行针及起针时，术者手上对在穴位内的针体有涩滞、牵拉、包裹的感觉称滞针。滞针使针体不易被提插、捻转，不易起针。滞针的主要原因是针刺手法不当，使患者的针刺处发生肌肉强直性收缩，导致肌纤维缠裹在针体上。出现滞针后，不要强行行针、起针。应令患者全身放松，并用手按摩针刺部位，使局部肌肉松弛。然后，轻缓向初时行针相反方向捻转，提动针体，缓慢将针起出。

为了防止滞针，针灸前应向患者做好解释工作，不使患者在针刺时产生紧张，并在针灸前将针体擦净，不可使用针体不光滑，甚至有锈斑或者弯曲的毫针。针刺时一旦出现局部肌肉挛缩造成体位移动时，应注意术者手不能离开针柄，此时可用左手按摩针刺部位，缓慢使患者恢复原来体位，轻捻针体同时向外起针，不得留针。另外，在行针时应注意不要大幅度向单方向捻转针体，避免在行针时发生滞针。

3 弯 针

针刺在穴位中的针体，于皮下或在皮外发生弯曲，称弯针。在皮外的弯针多是由于留针被其他物体压弯、扭弯。起针时应注意用手或镊子持住弯针曲角以下的针体，缓慢将针起出。发生在皮下的弯针，多在走针时被发现，是由于患者在留针或行针时变动了体位，或肌肉发生挛缩，致使针刺在关节腔内、骨缝中、两组反向收缩的肌群中的针体发生弯曲。另外由于选穴不准确，手法过重、过猛，使针刺在骨组织上也会发生针尖弯曲或针尖弯成钩状。起针时若发现在皮下的弯针，应先令患者将变动的肢体缓慢恢复到原来进针时姿态，并在针刺穴位旁适当按摩，同时用右手捏住针柄做试探性、小幅度捻转，找到针体弯曲的方向后，顺着针体弯曲的方向起针。若针尖部弯曲，应注意一边小幅度捻转，一边慢慢提针，同时按摩针刺部位，减少疼痛。切忌强行起针，

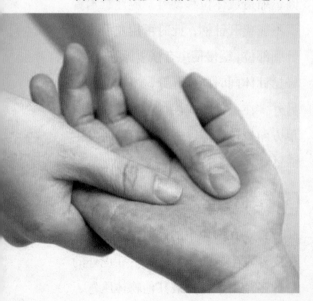

以免钩撕肌肉纤维或发生断针。

为防止弯针，针刺前应先使患者有舒适的体位姿势，全身放松。留针时，针柄上方不要覆盖过重的衣物，不要碰撞针柄，不得变动体位或旋转屈伸肢体。

4 断 针

针体部分或全部折断在针刺穴位内，称为断针。常见原因是由于针根部锈蚀，在针刺时折断。如果自针根部折断，部分针体仍暴露在皮肤外，可立即用手或镊子起出残针。另一个原因是因滞针、弯针处理不当或强行起针，造成部分针体断在皮下或肌肉组织中。此时应令患者肢体放松，不得移动体位，对于皮下断针，可用左手拇指、食指垂直下压针孔旁的软组织，使皮下断针的残端退出针孔外，并右手持镊子捏住断针残端起出断针。若针体折断在较深的部位时，则需借助 X 光定位，手术取针。

为了防止断针，应注意在针刺前仔细检查针具，对于针柄松动、针根部有锈斑、针体曾有硬性弯曲的针，应及时剔弃不用。针刺时，切忌用力过猛。留针期间患者不应随意变动体位，当发生滞针、弯针时，应及时正确处理。

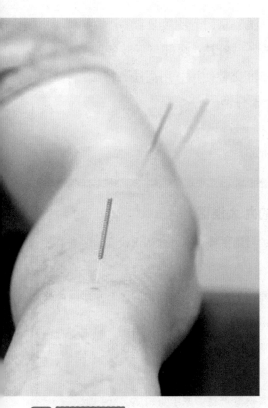

针灸疗法调节全身状态的穴位有：中脘、气海、膻中、孔最、足三里、三阴交、肾俞、心俞、三焦俞、风池；用于促进排尿的穴位有：关元或中极、阴廉、肾俞、三焦俞；用于调整血压的穴位有：中脘、百会、正营、玉枕、肩井。治疗结果表明，对稳定肌酐、尿素氮、血压以及增加尿量和改善肾病临床症状等皆有疗效，下面为您介绍几种常见肾病的针灸疗法以供参考。

常见肾病的针刺疗法

5 血 肿

出针后，在针刺部位引起皮下出血，皮肤隆起，称皮下血肿。出现皮下血肿时，应先持酒精棉球压按在针孔处的血肿上，轻揉片刻。如血肿不再增大，不需处理。局部皮肤青紫可逐渐消退。如经上述按揉血肿继续增大，可加大按压并冷敷，然后加压包扎，48小时后局部改为热敷，消散淤血。

为了防止血肿的发生，针刺前应仔细检查针具，针尖有钩的不能使用。针刺时一定要注意仔细察看皮下血管走行，避开血管再行针刺。

1 阳虚型肾病

穴位：肾俞、太溪、志室。

疗法：本型因先天不足，体弱肾虚，精关不固；或少年手淫，成年房劳过度，久之精关滑溜所致。症见腰膝疼痛，下肢软弱，少腹拘急，大便溏泄，小便频数，溺后余沥，阳痿，早泄，脉沉微。取背俞、足少阴经穴，用补法。

2 阴虚型肾病

穴位：肾俞、命门、关元。

疗法：本型因少年手淫，或成年房劳过度，致肾阴虚，则精关滑溜。兼有口燥咽干、头晕目花、耳鸣耳聋、发枯齿摇、潮热盗汗、手足心热、脉细软。取背俞、督脉经穴，用补法。

3 肾绞痛

穴位：肾俞、三阴交、志室、太溪、京门、阴陵泉。

疗法：腰部与下肢各取 1 ~ 2 穴，可交替使用，用泻法，持续运针 3 ~ 5 分钟。

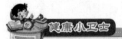

肾病防治的九大误区

据专家介绍，目前，人们对于肾病的防治主要存在九大认识误区，这些误区直接影响到肾病患者的生命质量和生命安全。

误区一　肾炎是不治之症，肾炎是难治的顽症。据肾内科的医生介绍，肾炎不仅能治，而且绝大多数通过积极合理的治疗可以临床缓解或完全控制。

误区二　肾功能正常即可排除患肾病的可能。其实这是一种误解，肾功能正常也可能患有肾病，需由专科医生做进一步检查。

误区三　尿中蛋白、红细胞多说明肾病变严重。尿中蛋白质、红细胞多不一定表明病变严重。要防止过分强调消除蛋白尿、血尿而使用大量药物过度治疗，尤其要避免使用肾毒性药物。

误区四　忌盐禁水。民间传说肾炎患者要忌盐百日，在闽南地区流行甚广。肾内科的医生指出，"吃盐越少越好"或"禁用食盐"的观点都是错误的。

误区五　吃肾补肾。有人认为吃动物肾脏可以滋补自体的肾脏，其实这是一个误解。动物肾脏虽然蛋白质含量较高，但不宜食用。

误区六　肾炎患者要少进蛋白质。这种看法是错误的，蛋白质是人体的必需营养素，是人体新陈代谢不可缺少的。

误区七　滥用肾毒性药物。当患有肾脏疾病或肾功能减退时，药物更易对肾脏造成毒性反应或诱发免疫反应，加重肾脏损伤。

误区八　相信偏方。这种做法是没有科学根据的。

误区九　中药无毒。中草药可引起肾损害目前已得到证实，因此认为中药无毒的看法也是禁不起推敲的。

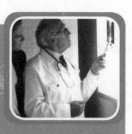

外敷疗法

外敷疗法，又名敷贴疗法，是将药物敷在体表特定部位来治疗疾病的一种民间疗法。

外敷疗法简介

外敷疗法可用于治疗多种疾病，并且都取得一定疗效。下面为您简略地介绍一下外敷疗法的施行要求。

（1）如果所用的药物属于干品，不含有汁液，就将药物研为细末，然后加入适量的调和剂（如鸡蛋清、酒、水、蜜等），调成干湿适当的糊状敷用。如果所用的药物本身含有汁液，如大蒜，就将药物捣成糊状敷用。

（2）让患者采取适当的体位，先将所要敷药的部位用水洗净，待干后将药敷上。若所敷部位毛发较密，可先剪去一些毛发再敷药。有的敷后按治疗要求，还要用纱布或胶布固定，以防药物脱落。

禁忌证与注意事项

皮肤过敏，易起血疹、水泡的患者，慎用外敷疗法。另外还应该注意：

（1）根据病情，确定用外敷疗法作主要治疗还是作为辅助治疗。

（2）注意调好药物干湿程度，以既不易流脱，又可以黏着为适当。若药物变干，则应随时更换，或加调和剂调匀后再敷上。

（3）敷药的温度要适当，一般治寒证宜热（注意不要烫伤皮肤），治热证宜凉。

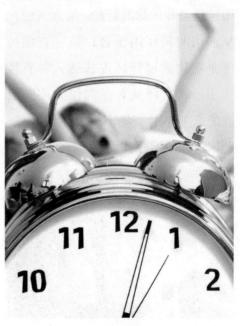

（4）在穴位敷药时，要尽量对准穴位。

（5）如果敷药后出现血疹、水泡等，则应洗去药物，暂停外敷，并注意保持皮肤清洁，以防感染。若水泡较大，可用注射器抽去积水，再涂上龙胆紫药水，盖上消毒敷料。

肾衰的外敷疗法

现在介绍肾衰的中药外敷疗法。将治疗肾衰的外敷药物外敷于双侧肾俞及关元穴位，每3日换药1次，4次为1疗程，一般使用2～4个疗程，患者肌酐、尿素氮、内生肌酐清除率及临床症状明显改善。其机理一方面可能是药物通过刺激足太阳膀胱经和任脉的肾俞、关元穴位，从经络间接作用于肾；另一方面可能是药物通过肾区皮肤透入，直接作用于肾，即具有经穴位和皮肤吸收的双重作用，从而达到温肾和络、利尿泄浊的治疗作用。

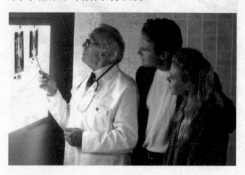

健康透视

善待你的肾

人体各阶段的不同生理状态和肾气盛衰关系最为密切。我们可以把人一生"肾气盛衰"概括为三个阶段，一为生命发育，肾气萌动阶段：男子8～16岁，女子7～14岁；二为身体强壮，肾气充盛阶段：男子24～32岁，女子21～28岁；三为身体渐衰，肾气衰落阶段：男子40岁以后，女子38岁以后。总之，人体脏腑和肾气的盛衰，随着年龄的增长呈现出由"弱"到"盛"进而"衰"最终"竭"的规律性变化。人从幼年开始，肾精逐渐充盛，则有齿更发长等生理现象。到了青壮年，肾精进一步充盛，乃至达到极点，机体也随之发育到壮盛期，则真牙生，体壮实，筋骨强健。待到老年，肾精衰退，形体也逐渐衰老，全身筋骨运动不灵活，齿摇发脱，呈现出老态龙钟之象。按照肾气盛衰不同，我们可以有针对性地选用相应的保肾护肾之法：幼年时，体质幼嫩，气血渐盛，肾气方萌，宜"护肾"，像保护幼苗一样保护肾气，促其蓬勃；青壮年，气血旺盛，肾气充盛，此时切忌"耗肾"，肆行房事，纵情色欲，早竭肾精，以致未老先衰；老年人肾气渐衰，宜"养肾"，延缓肾精衰败的步伐，达到益寿延年的效果。

外敷疗法，又名敷贴疗法，是将药物敷在体表特定部位来治疗疾病的一种民间疗法。

灌肠疗法

灌肠疗法简介

据历史记载，最早使用灌肠疗法的是古埃及人，公元前14世纪的埃及医术都曾经提到过灌肠剂及其使用方法。

一位医学家曾经说过："人如果不把体内的废物清理出来，就像一个坟墓一样，外表虽然刷得很漂亮，但是里面却是充满腐朽的东西。"

17世纪可以说是一个灌肠剂盛行的时代，巴黎上流社会的人们普遍每天做3～4次灌肠，他们认为这是保持健康的一种基本方式。

19世纪末20世纪初，随着橡胶工业的发展，人们可以使用更先进的肠道清理设备进行灌肠。一位著名医生曾经在《美国医学杂志》上发表文章说明他在治疗过的40 000例肠胃疾病患者中只有20人实施了手术、其余的均使用灌肠、饮食和身体锻炼相结合的方法治愈。

目前全美国有上千的职业肠道水疗师，帮助顾客进行灌肠，这种古老的疗法正在不断地发展着，并取得越来越多的令人震惊的研究结果。

近年来，中药保留灌肠配合传统治疗方法治疗慢性肾衰，不但费用低，而且疗效有明显提高。中药灌肠疗法是将具有抑制蛋白质分解、增强肠道蠕动、促进血肌酐、尿素氮从肠道排泄功能的中药，通过直肠和结肠给药，增加肌体排出毒素的新途径，以减轻肾脏的负担和损害，加速肾病治愈的速度。这一疗法，通过调整和维系人体的内部平衡，实现了中西医内治与外治相结合，扶正与祛邪相结合，祛淤与生新相结合的有效治疗肾病的目标。中医灌肠疗法遵循祖国医学的"整体观念"和"辨证论治"两个原则，从人体生理学和免疫学理论入手，根据现代灌肠生物学理论及人体各组织器官所发出的全部生理、病理信息和

专家诊答

糖尿病肾病应该如何护理？

糖尿病肾病是糖尿病中较严重的慢性并发症之一，是导致糖尿病肾病患者死亡的重要原因，但是若能在发病早期抓住时机诊断并进行积极治疗，就可以防止和延缓糖尿病肾病的发生和发展。而对于糖尿病肾病患者来说，糖尿病肾病护理工作也非常重要，应该在医生的指导下，进行正确的护理，患者及家属要积极配合医生关于糖尿病肾病护理的指示。具体来说，糖尿病肾病护理应做到以下几点：

1.患者应正确认识医生对糖尿病肾病护理的督促、检查，不要对医生的工作持反感态度，因为医生的及时督促有利于患者及家属按时正规地完成糖尿病的自我监测。患者应按要求完成尿糖、血糖测定，以便于医生调整治疗方案。

2.患者应按医生的要求定时定量服药，并注意观察用药后的效果，要严格控制血糖和尿糖，一般来说，空腹血糖应控制在 5.6 ~ 7.8 毫摩 / 升，合并高血压者应把血压控制在 16.7 ~ 17.5/10.5 ~ 11.5 千帕。但是并不是所有的患者都要遵守这一原则，病情不同在标准上也有差别。所以患者及其家属一定要按医嘱来进行护理。

3.糖尿病肾病护理的饮食原则应坚持低蛋白质饮食，因为低蛋白质饮食可减少肾小球的滤过率，还可使尿蛋白排出量减少，故目前多主张低蛋白质饮食。一期患者蛋白质摄入量控制在每日每千克体重 1 克，二期患者以每日每千克体重 0.6 ~ 0.8 克为宜，并以动物蛋白质为主。

4.护理糖尿病肾病时应注意利尿剂的应用。对有水肿的患者可按医嘱使用利尿剂，同时应该适当限制水和钠的摄入，减轻肾脏负担。

5.防止泌尿道感染。泌尿道感染会导致病情加重，最后导致肾功能衰竭，所以，积极防治泌尿道感染在糖尿病肾病护理中也非常重要。患者要搞好个人卫生，尤其是妇女要注意会阴部清洁卫生。对有感染者应查明感染细菌或做药敏试验，选择适当抗生素治疗。

6.定期做尿微量白蛋白监测，尿常规、肾功能检查，以便及时掌握病情变化。

7.避免使用对肾脏有损害的药物及造影剂。

8.尽量避免泌尿道各种器械检查及导尿，以免诱发感染。

以上是糖尿病肾病护理中应注意的事项，患者要积极配合医生的指导，做好糖尿病肾病护理工作，这对病情的恢复和稳定可起到相当大的帮助作用。

药物作用信息来通过直肠、结肠给药，可以有效地抑制蛋白质分解、增强肠道蠕动、促进血肌酐尿素氮及时从肠道排泄，给原来完全依赖肾脏排泄的毒素（血肌酐、尿素氮）增添了一条新的排泄途径，从而极大地减轻了肾脏的负担。同时，配合口服中药，调整人体免疫功能，增加人体抵抗疾病的能力，使受损的肾脏组织产生巨大的自我修复能力，并增强其新陈代谢、祛淤生新功能，清除肾脏内破坏性物质（如免疫复合物和代谢产物），最大限度地恢复残存肾脏组织，从而保护残存肾单位，并使正在遭受破坏的肾单位从根本上得以恢复，全面改善肾脏生理功能，使萎缩的肾脏得以逐渐恢复，使肾衰、尿毒症患者避免、延缓或摆脱透析。中药灌肠配合对症治疗，可明显延缓肾功能的损害。根据中医辩证分析，灌肠疗法可祛除中下焦之湿淤毒邪。但在进行灌肠疗法时一定要注意适度原则，如果每日灌肠在 2 次以上，往往耗气伤阴，患者会表现出乏力、气短、面色苍白、舌淡脉弱等症状，有的患者甚至还会表现出肾功能恶化之状。因此使用中药灌肠时务必小心谨慎，一般肾衰患者表现出湿热内蕴、淤毒阻滞的症状，每天灌肠一次效果较好；但如果因灌肠过量或因其他原因导致患者气阴耗伤，则不宜再应用中药灌肠治疗。是否采用灌肠疗法，务必听从医嘱。

慢性肾衰的灌肠疗法

中药保留灌肠是中医治疗慢性肾衰的一种有效方法，特别适用于伴有恶心、呕吐等消化系统症状而服药困难的患者。

1 疗法种类

（1）中药灌注疗法：将灌肠筒挂于输液架上，灌肠液多为浓缩煎

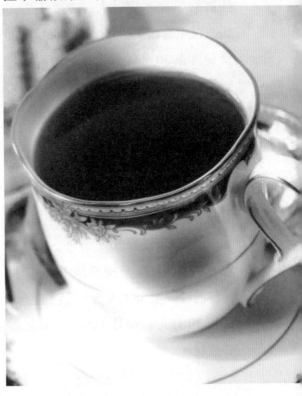

剂，待药液温度降至 37 ～ 40℃时，选用细肛管，用石蜡油润滑管端，缓缓插入肛门 20 ～ 25 厘米，然后渐渐灌入药液，压力宜低，药液平面不宜高于肛门 25 厘米。药液量一般为 150 ～ 250 毫升。如药液太少（不足 100 毫升），则达不到治疗目的；如药液过多（多于 300 毫升），则液体容易从肛门溢出。灌肠要使药液存留在乙状结肠以上，药液灌完后，应适当抬高臀部，慢慢拔出肛管，然后嘱患者平卧休息半小时左右。慢性肾衰患者病情多危重，多伴有肠道内出血、水肿，因此操作时动作宜轻柔，插肛管幅度不宜过大，力度不宜过猛，以免造成损伤和感染。保留时间至少要在 30 分钟以上，保留时间越长治疗效果越好。清洁灌肠后，可再保留一段时间，效果更好。每日 1 ～ 2 次，7 ～ 10 天为 1 疗程，必要时可休息 2 ～ 4 天，再进行下一个疗程。目前多采用此种方法。亦有低位灌肠者，可将大黄 10 ～ 30 克、煅牡蛎 30 克、蒲公英 20 克研细，用滚开水 600 ～ 800 毫升浸泡 30 分钟，搅拌待温度降至 38℃左右，低位灌肠，保留 20 分钟，每日 1 次。可有效缓解症状。

（2）中药直肠点滴疗法：对少

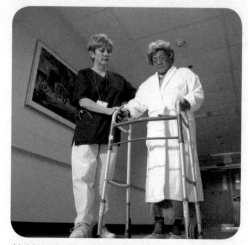

数结肠极度敏感和无法保留药液的患者，可采用中药直肠点滴法。这是模拟静脉输液的方法，在直肠内点滴灌注中药。滴注前可先行清洁灌肠，以便于药液吸收。药物要求煎 2 次，然后将 2 次煎出液混合放置，沉淀后取用。煎出液总量应控制在 300 毫升左右，分早晚 2 次滴入，或 1 次滴入。操作时应让患者先取左侧卧位，然后将选好的导尿管连接于输液皮管远端的玻璃接管上，用螺旋夹夹紧皮管，将中药煎出液倒入输液吊瓶之中，再用石蜡油润滑导管末端，将导尿管插入肛门 3 ～ 5 厘米，用胶布固定。继之让患者取仰卧位，松开螺旋夹，使药液缓慢滴入。点滴速度宜控制在每分钟 30 ～ 60 滴，避免滴得过快，便于患者吸收。滴注结束后拔出导尿管，让患者静卧休息。

（3）中药结肠灌洗疗法：患者

先行清洁灌肠，灌洗前先将灌洗液加热至38℃，取100毫升灌洗液装入输液瓶内，快速点滴。由肛管灌入结肠，保留30分钟后，让患者自行排出药液，每日重复6次，一般6～8日为一个疗程。

2 常用药物

（1）通腑泻浊类药物：大黄、芒硝。

（2）镇静安神类药物：牡蛎、龙骨。

（3）温阳类药物：肉桂、附子。

（4）清热解毒类药物：蒲公英、山栀、土茯苓、六月雪、槐米、蛇舌草、石韦等。

（5）活血化瘀类药物：丹参、桃仁、红花、益母草、赤芍等。

另外，有时还配以益气药人参、黄芪，有时还可以配以行气药莱菔子等。泻下类药物以大黄为首选，其性味苦寒，可有效荡涤肠胃积滞，另外还有活血止血、健脾利胆、降压利尿等作用。用大黄灌肠治疗慢性肾衰的主要机理是通过大黄的泻下作用，促进肠腔中氮质的排泄。重镇安神类药物以牡蛎为首选，既能制约大黄泻下太过，又能增加灌肠液的渗透压，有利于周围组织向肠腔内分泌毒素。温阳类药物以附子、肉桂为首选，对外周血管有扩张作用，能改善肠道血运，增加肾血流量，且有利尿作用。解毒类药物能清热解毒、抗菌消炎，阻断氮质代谢的肠肝循环，另外还能促进肠蠕动。活血类药物能增加肠壁血流量，提高肠壁毛细血管的通透性，利于血中代谢产物向肠腔分泌。总之，中药保留灌肠能促进血液及肠管周围组织向肠腔中分泌代谢产物并能将之排出体外，从而减轻了氮质潴留，减轻了健存肾单位的负担，缓解了临床症状，延缓了肾衰的慢性发展。

3 常用药方

方一：附片10克，生大黄15克，煅牡蛎20克，蒲公英20克，煅龙骨20克，红藤20克，白芍20克，丹参20克，上述药物剂量为1次灌肠量。上药水煎后，取汁400毫升左右，温后灌肠，每天灌1～2次。

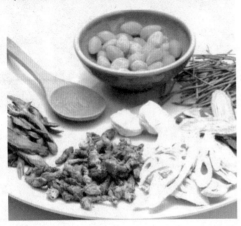

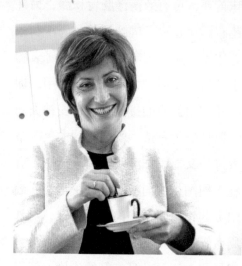

方二：金银花 30 克，野菊花 30 克，红花 20 克，牡蛎 10 克，大黄 10 克。温火煎至 200 毫升，每晚滴注灌肠 1 ~ 2 小时，保留 3 ~ 4 小时。

氮质血症的灌肠疗法

血尿素氮增高是肾功能不全的主要表现之一，可以对氮质血症采用中药保留灌肠的治疗方法，一般都能取得较好的疗效。在对肾功能不全、肾功能衰竭患者进行中药保留灌肠治疗时，有以下注意事项：

（1）大黄属于泻下药，久煎会煎出大量有收敛作用的碳素，从而减弱泻下作用，甚至会出现收敛作用，故煎时注意大黄要后下，煎出的药汁以 150 毫升为宜，药汁多则难以在肠道内保留，药汁少则影响浓度。

（2）煎出的药汁中含有中药残渣，要用纱布过滤，使药物在肠道内充分吸收，同时防止阻塞导管，以免给患者造成痛苦，药汁的温度保持在 37 ~ 39℃为宜。

（3）灌肠前要做好患者的思想工作，使其合作，嘱患者取右侧卧位，张口呼吸，减轻腹压，利于药液渗入肠道保留吸收，在气温较低的季节，要做好患者的保暖工作，防止因感冒导致病情加重。

（4）由于患者多伴有水肿，故灌肠前要在肛管上涂润滑剂，插入肛管时动作要轻柔，以免擦破肛门及肠黏膜，造成感染。

（5）灌入药液时，速度要慢，过快则易引起排便反射，达不到保留灌肠目的，患者有便意时，嘱其要尽量忍耐，同时作深呼吸，减轻腹压，

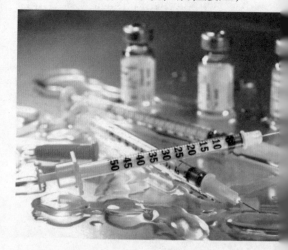

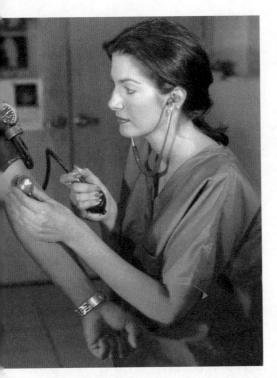

慢性肾功能衰竭使一些毒性物质不能排出体外，导致临床出现一系列中毒症状，通过采用中药保留灌肠的方法，使毒素从消化道排出体外，可使不良反应及并发症减少，缓解临床症状，而且可以提高疗效，减轻患者痛苦，可有效地改善患者的生存质量。

慢性肾功能衰竭的灌肠疗法

> 慢性肾功能衰竭是一个临床综合征，在临床上较常见，治疗较困难。可以采用中药保留灌肠治疗慢性肾功能衰竭，能取得较好疗效。

拖延排便时间，以便于药液在肠道内充分吸收。

（6）部分患者常伴有高血压、头晕、视力障碍等症状，在排便时嘱患者切勿用力，以免发生意外。

（7）患者多体质衰弱，正气亏虚，同时因为大黄药性寒凉，因而少数患者可能出现腹痛，所以应该避免药液过凉、过热，若腹痛可用热敷的方法来缓解。

（8）要求患者注意排泄物的颜色及性质，如发现有血迹，及时告知医生，进行处理，同时准确记录灌肠后的排泄次数及量，以掌握液体出入量，防止电解质紊乱。

慢性肾功能衰竭难以彻底根治，因此患者往往心理负担重，悲观忧郁。针对这种情况，要热情接待患者，耐

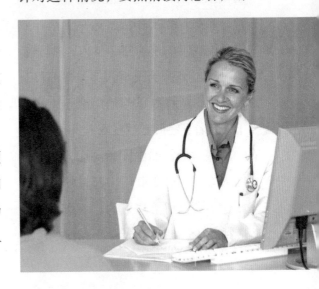

心解答患者提出的各种问题，介绍治疗方案。让患者知道通过治疗是可以有效缓解病情的，帮助患者消除恐惧、悲观心理，树立战胜疾病的信心，积极主动配合医生治疗。

灌肠前应嘱患者精神放松。为了便于药物吸收，减轻腹压及清洁肠道和防止灌肠时过早出现排便反射，应要求患者先要排空大小便。同时准备好灌肠用物，在肛管前端涂上肥皂水或石蜡油，排空管内的气体留管备用。

灌肠前后应注意选择管径较小、较柔软的肛管，也可选用一次性输液管代替肛管。这样既可以调节灌肠液输注速度，又对肛门刺激性小，较少引起便意，患者易接受，有利于药液保留。

灌肠液的温度宜适中，过低过高会刺激肠道，引起不适及肠痉挛，导致患者过早排出药液，达不到治疗效果。温度应掌握在 38 ~ 42℃。嘱患者侧卧位，将裤子脱至膝部、臀部移至近床沿，垫橡胶单与治疗巾于患者身下，接着，将肛管缓慢插入盲肠。

注意插管的深度及动作，如肛管插入太浅，刺激肛门引起排便反射，便达不到保留治疗目的；一般来说，应插入 15 ~ 20 厘米，灌肠筒的液面距肛门 25 ~ 30 厘米，不宜过高，以免流速过快。输注速度宜慢些，动作一定要轻柔。如患者有便意，嘱其做深呼吸，以放松腹肌，减轻腹压，同时降低灌肠筒高度以减轻腹压。待药液流完时夹住肛管。拔出肛管后，应以卫生纸在肛门处轻轻按揉，以利药物存留。

采用牡蛎、蒲公英、大黄为主方。牡蛎有软坚散结的作用，含 80% ~ 90% 碳酸钙、磷酸钙、氧化铁及镁、铝等，有利于肾衰患者的钙磷平衡；蒲公英有清热解毒的作用，对金黄色葡萄球菌、大肠埃希菌、痢疾杆菌有较强的抑制作用；大黄有清热泻火的作用，其含有的大黄素能增加肠腺分泌。三药合用从而达到清热解毒、益气活血、除湿散结之功效，可以增加患者排便次数，促进尿素由大便排出，对早期尿毒症患者有一定疗效。中药灌肠治疗慢性肾功能衰竭早期患者虽不能根治，但可暂时缓解症状，且经济方便，又可为进一步治疗争取时间，是慢性肾衰患者可以选择的一种治疗方法。

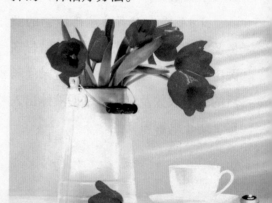

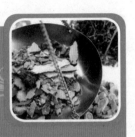

药捻疗法

药捻疗法，是将药物做成的药捻放入病变部位，以此治疗疾病的一种方法。

药捻疗法简介

根据疾病性质和部位，选择和配制对症药物，制成药液、药粉或药膏，再将药物做成药捻。药捻的做法是用消毒纱布 1 条，蘸预先配制好的药液、药粉或药膏。也可将药粉或药膏直接搓成条状的药捻，再将药捻放在病变部位，1～2 天或 2～4 天换一次，但在治疗过程中要根据具体情况而定。

禁忌证与注意事项

（1）用来做药捻的药物一定要与疾病相适应，也就是说要对症下药，否则疗效不佳。

（2）放在病变部位的药捻，深浅度要适宜。

（3）施术时要注意严格消毒，药捻要做到无菌，以防继发感染。

（4）药捻法可与其他疗法同时应用，以提高疗效。

肾虚耳聋的药捻疗法

疗法一

取位：耳内。

操作方法：巴豆仁 20 克，蜀椒 20 克，石菖蒲 30 克，全蝎 20 克，松香 30 克，上药研为细末，和熔化的黄蜡一起做成条状，放入耳内。每天换药 1 次。

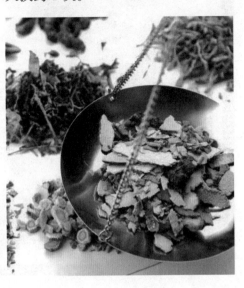

疗法二

取位：耳内。

操作方法：葱白、大蒜、巴豆仁、松香、细辛各等份，研为细末，和熔化的黄蜡一起做成条状，放入耳内。每天换药 1 次。

★ **健康处方**

如何预防肾病？

1.多喝水：一天至少要喝 2～3 升的白开水，因为多喝水、多排尿，有助于冲淡体内堆积的毒素，可以起到保护肾脏的作用。

2.摄取低盐食物：盐分会使血液浓缩，进而给肾脏造成损害。

3.勿随意服用止痛药物：根据研究显示，不少肾病患者之所以患病，主要是肾内滞留有止痛药所致。

4.多运动：多运动可以控制血压、体重和血糖，从而减轻肾脏的负担。

5.作定期的医药检查。

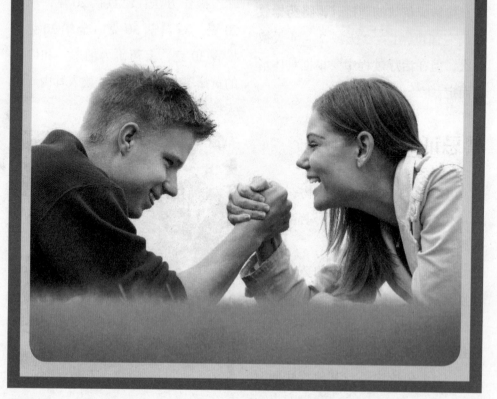